健康ライブラリー　イラスト版

パーキンソン病のことがよくわかる本

岡山脳神経内科クリニック
院長　**柏原健一**　監修

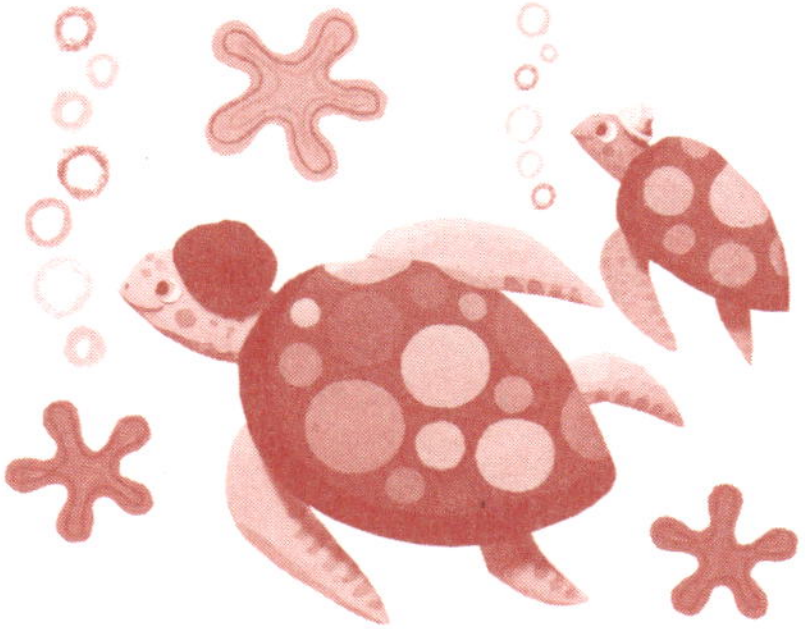

講談社

まえがき

手がふるえ、動きが小さく、ゆっくりになり、転びやすい――パーキンソン病は、長い間、このような運動症状が起きてくる病気ととらえられてきました。けれど近年、パーキンソン病についての解明が進み、運動症状は主要な症状ではありますが、あくまでもパーキンソン病の一側面にすぎないことがわかってきました。不眠、腰痛、もの忘れ、幻覚、うつ、便秘、立ちくらみなど、一見なんの関係もなさそうな症状が、じつはパーキンソン病の重要な一部であることが明らかになっているのです。

運動症状に対する治療法は改良が進み、病気をもちながら生活する期間が長くなってきています。それだけに運動症状以外の非運動症状をいかに上手に減らしていけるかが、生活の質を大きく左右する鍵になります。ただし、症状の一つひとつを薬でコントロールしようとすると、かえって面倒な事態に陥ることもあります。ある症状を改善する薬が、別の症状を悪化させるといったことが起きやすく、一筋縄ではいかないのです。気になる症状が現れたら、「パーキンソン病の影響かもしれない」と考え、総合的な対応をとることが重要です。

「そんな面倒な病気になるなんて」と落ち込んでいる方もいらっしゃるかもしれません。しかし、パーキンソン病の進み方は非常にゆっくりで、薬物療法によるコントロールも十分に可能です。特徴をよく知り、適切に対応すれば「上手につきあっていくことができる相手」です。

動ける体を維持すること、前向きに、楽しく暮らしていこうという気持ちで行動することが、さまざまな症状の改善につながります。不具合を嘆いているより、できること、やってみたいことはどんどん実践していきましょう。

パーキンソン病と上手につきあっていくために、本書がお役に立てば幸いです。

岡山脳神経内科クリニック院長
柏原健一

パーキンソン病のことがよくわかる本

もくじ

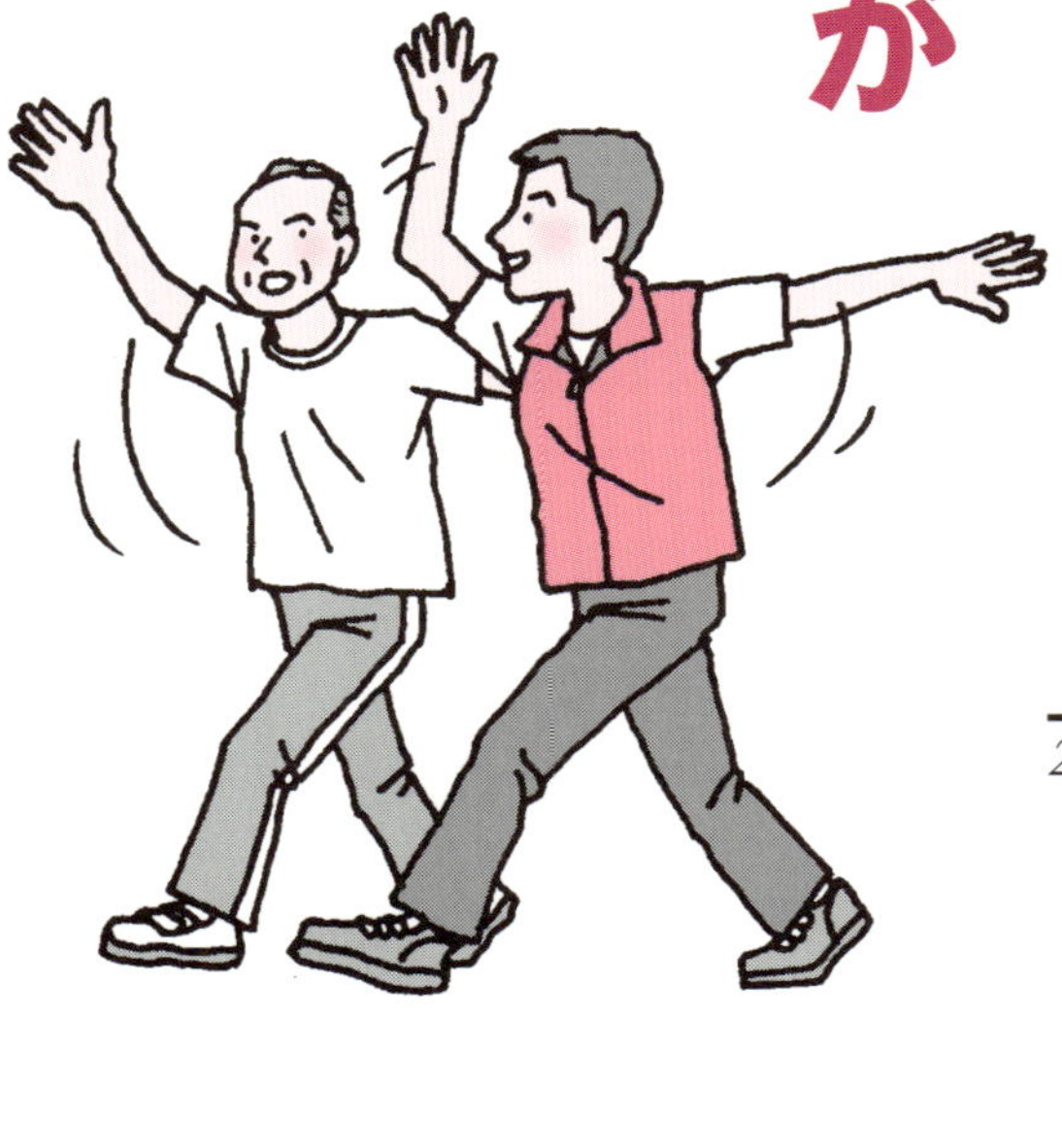

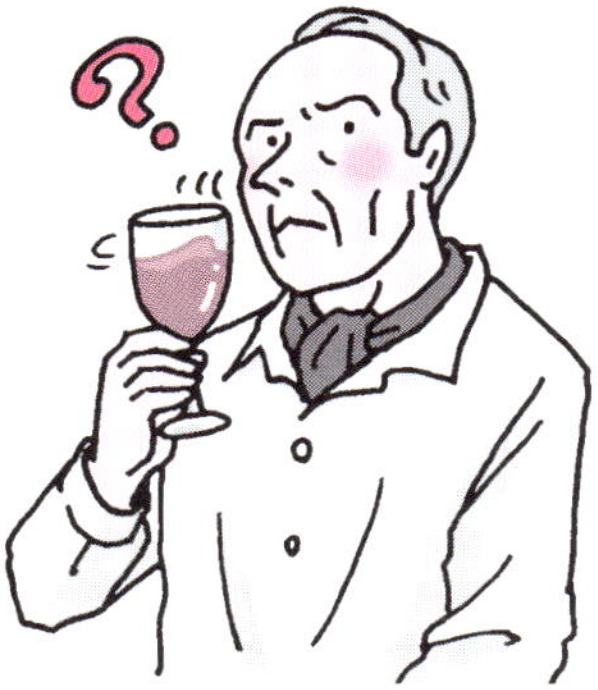

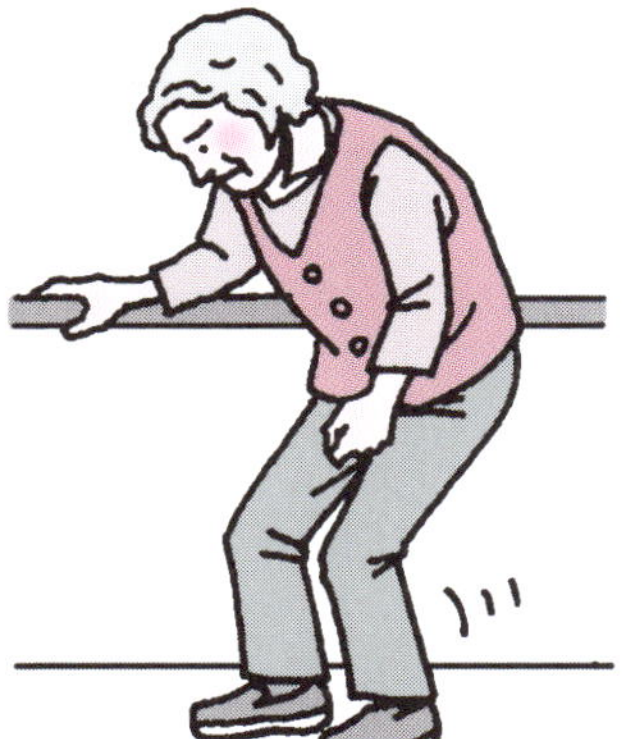

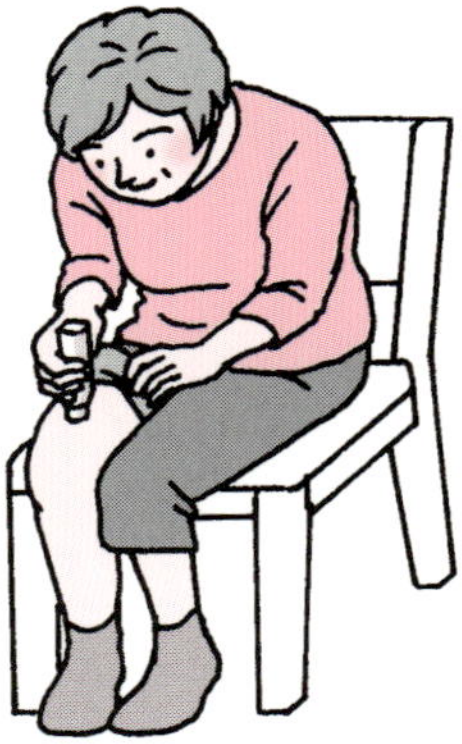

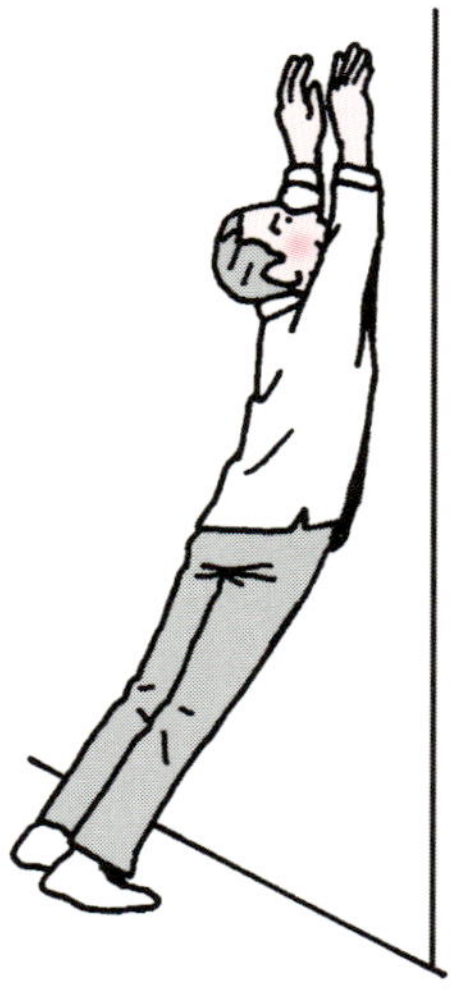

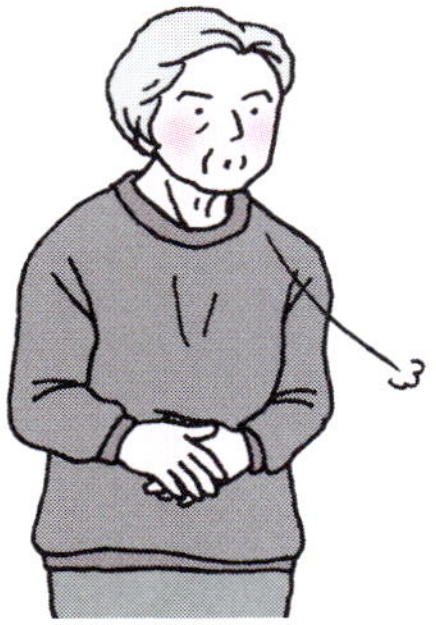

覚えておこう

パーキンソン病にはいくつもの側面がある

パーキンソン病は運動障害をまねく病気として知られています。けれど、パーキンソン病の影響は、運動面以外にもさまざまな形で現れます。今やパーキンソン病は、全身病ととらえられるようになっているのです。

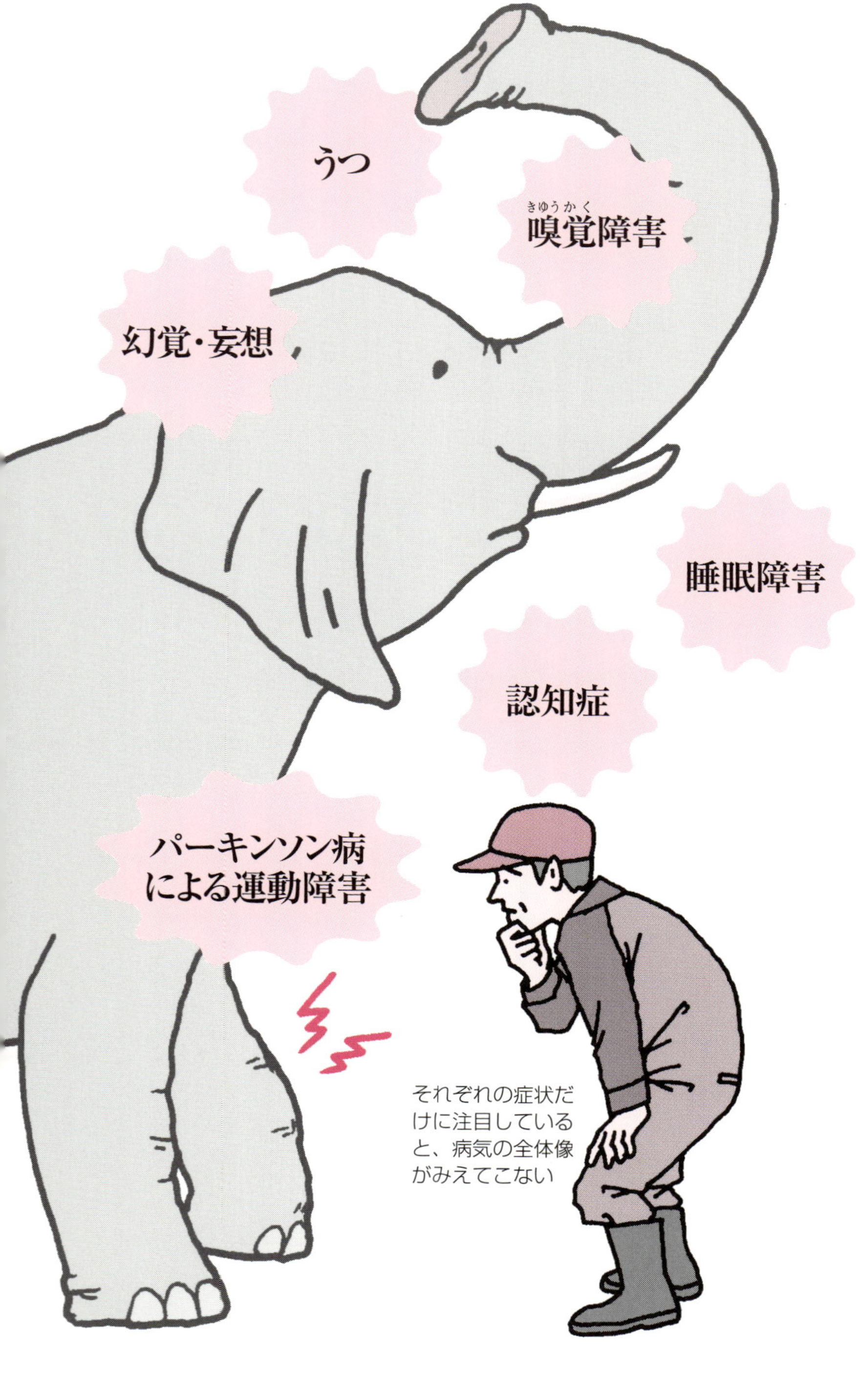

それぞれの症状だけに注目していると、病気の全体像がみえてこない

パーキンソン病で起きる可能性のある症状

非運動症状

パーキンソン病で
起こりやすい、
さまざまな不快症状

自律神経障害

（便秘／頻尿／発汗過多など）

認知機能障害・精神症状

（もの忘れ／うつ／幻覚・妄想など）

睡眠障害

（不眠／寝言／日中の眠気など）

その他

（痛み／においの障害／疲労など）

運動症状

パーキンソン病に特徴的な
運動障害がもたらす症状。
ふるえや筋肉のこわばり、動きの
鈍さ、転びやすさ、すくみ足、
嚥下《えんげ》・構音《こうおん》障害、姿勢の変化、
治療薬の影響による運動合併症
（ウェアリング・オフ、
ジスキネジア）など

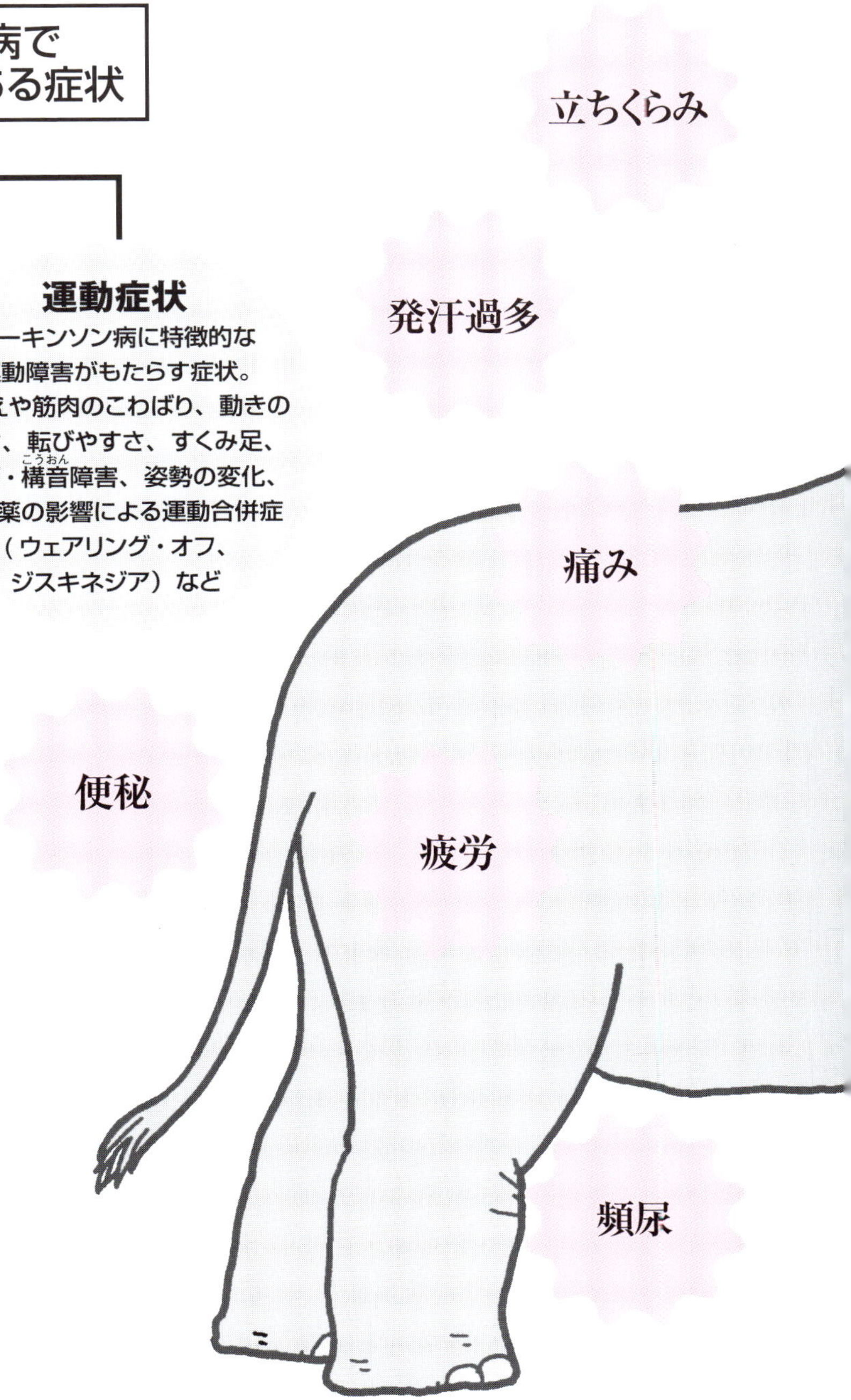

まるで関係のなさそうな症状が、
じつはパーキンソン病の一部として
現れていることも多い

覚えておこう

患者さんが困っていることと家族が困ることは少し違う

パーキンソン病は、いろいろな形で現れる症状を解決していくことを目標に治療を進めます。ただし、パーキンソン病の症状で、患者さん本人と家族が困っていることは少し違います。生活の質を上げていくためには、本人の悩みを軽視しないことが必要です。

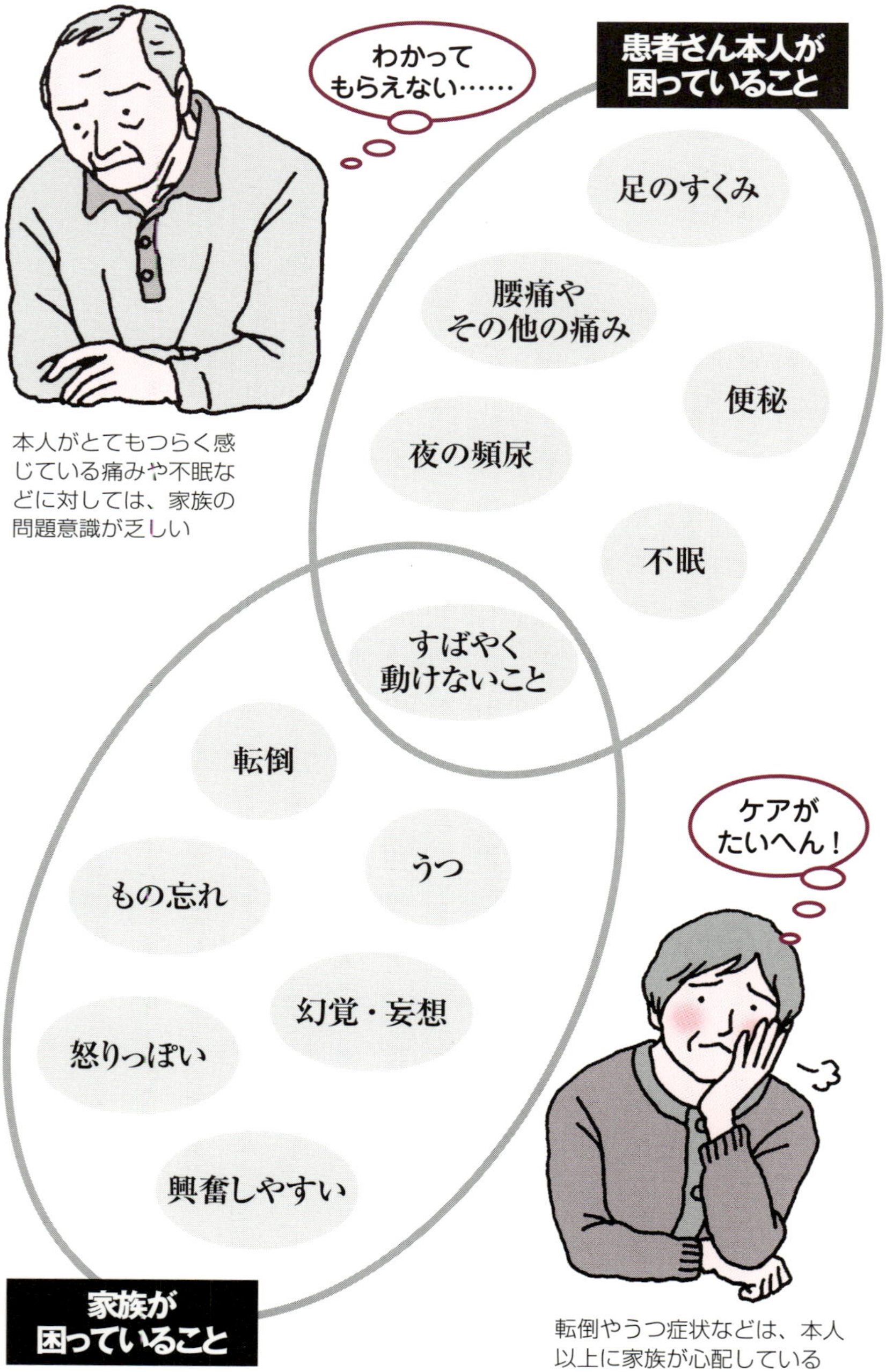

本人がとてもつらく感じている痛みや不眠などに対しては、家族の問題意識が乏しい

転倒やうつ症状などは、本人以上に家族が心配している

1

運動障害だけじゃない パーキンソン病の症状

ふるえや動作が鈍くなるなどの特徴的な運動症状が
起きてくるパーキンソン病。でも、多くの場合、便秘やうつ、
においや眠りの障害、痛みなどの非運動症状もみられます。
「これもパーキンソン病の症状なの !?」と思うほど、
非運動症状はじつに多彩です。

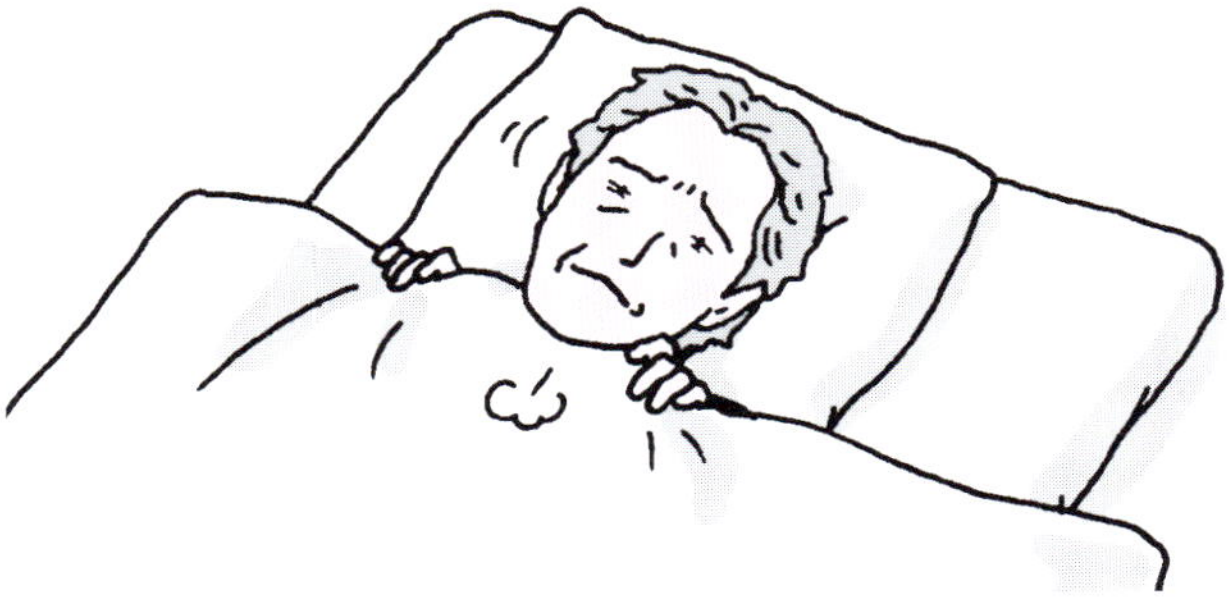

運動症状

四つの特徴的な運動症状がみられる

パーキンソン病に特徴的な運動症状は、ふるえ、動作が遅くなる、筋肉のこわばり、姿勢を保てなくなる、の四つ。パーキンソン病の四主徴と呼ばれています。

パーキンソン病の四主徴

四主徴にあげられる運動症状は、パーキンソン病を診断する際の最大の手がかりになります。パーキンソン病であれば、四主徴のいずれかの症状が必ずみられます。

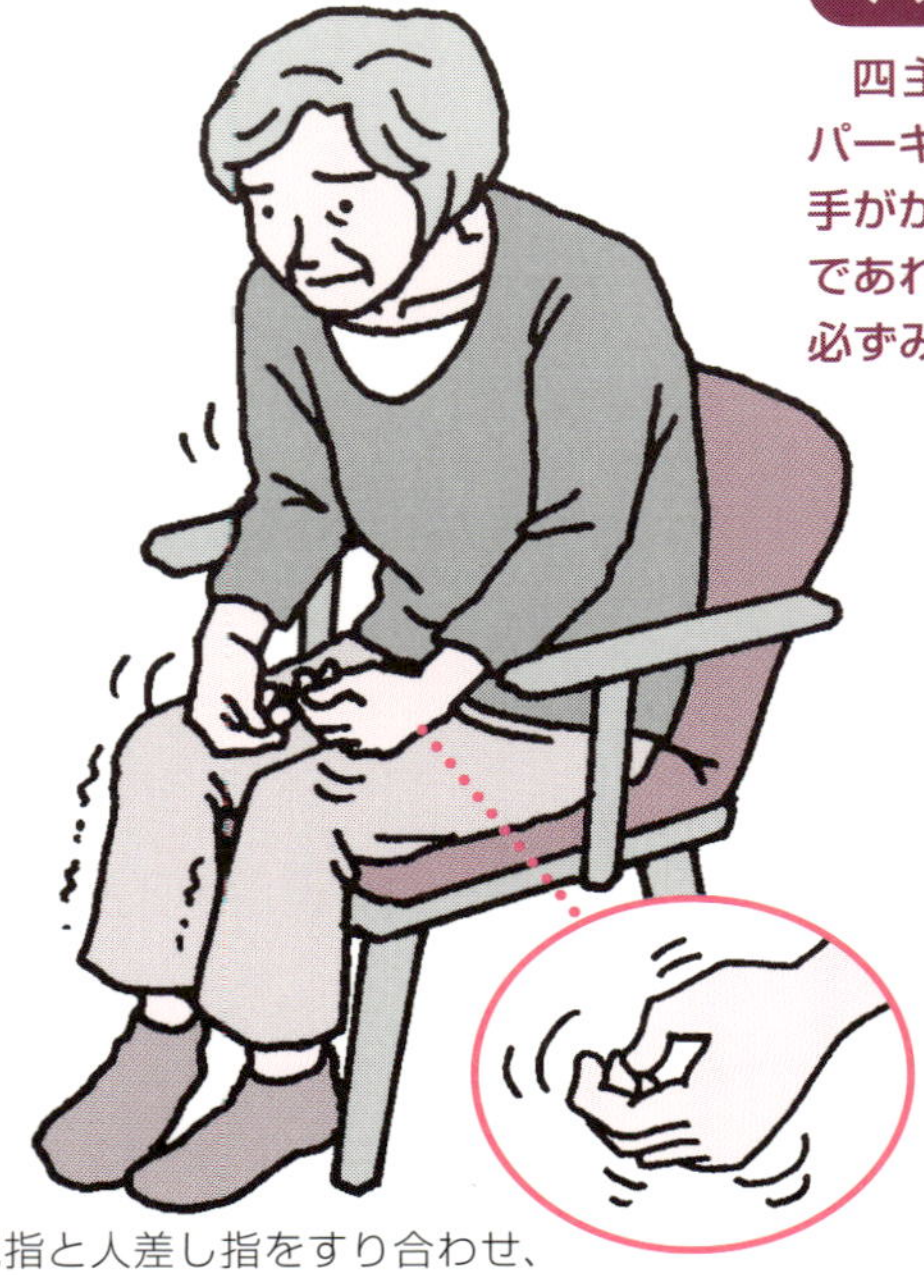

親指と人差し指をすり合わせ、丸薬を丸めるようにみえるふるえ方をする（丸薬丸め振戦）

ふるえる（静《せい》止《し》時《じ》振《しん》戦《せん》）

体の力を抜いたとき、１秒間に４～６回ぐらいの規則正しい速さで、手や足などがふるえます。なにか動作を始めると、ふるえは止まることが多いことから静止時振戦といわれます。

動きが鈍く小さくなる（運動緩慢・無動）

動作の一つひとつが非常にゆっくり、小さくなります。自発的な動作が減って動かなくなることも。字を書くと文字がだんだん小さく右下がりになるといった変化も起こります。

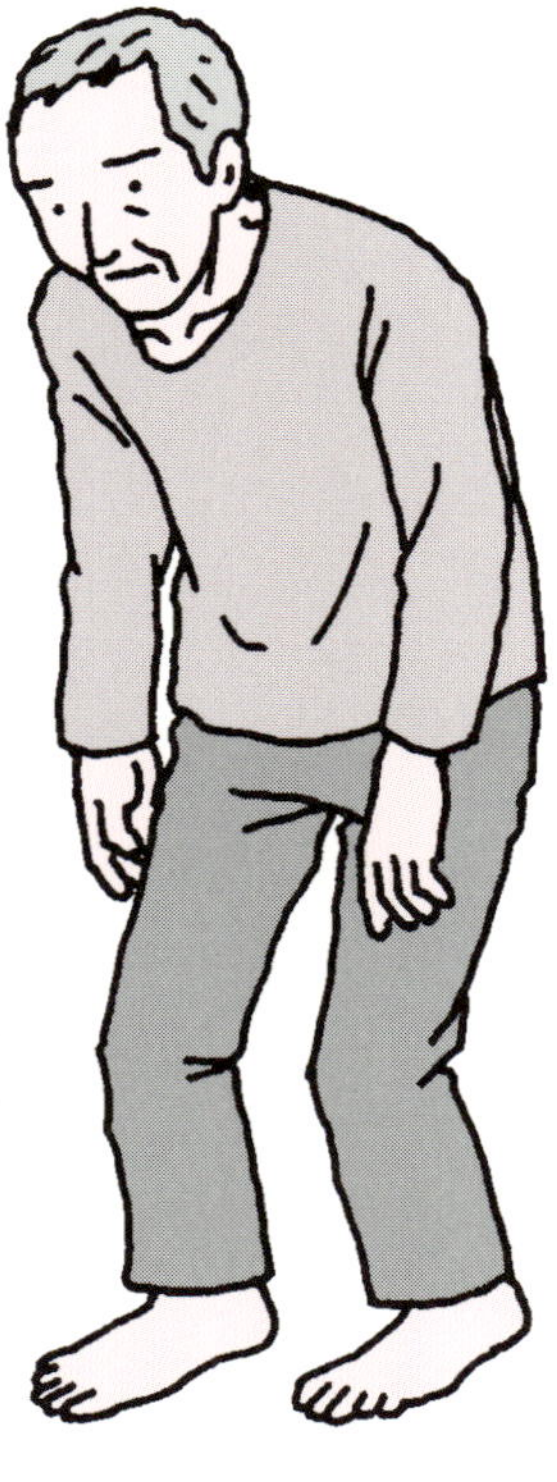

顔の表情筋の動きがゆっくり小さくなると、表情が乏しくまばたきが少なくなる（仮《か》面《めん》様《よう》顔《がん》貌《ぼう》）

ふるえから発病に気づく人が多い

パーキンソン病の発病初期は、体の片側だけにふるえや筋肉のこわばりが出ることが多く、病気が進むにつれて徐々に反対側にも症状が現れるようになります。

ふるえの症状は、パーキンソン病の運動症状としてもっとも自覚されやすく、ふるえから発病に気づく人が少なくありません。

ただ、ふるえが出ない患者さんもいますし、ふるえだけでパーキンソン病と判断できるわけではありません。

進行すると出やすくなる症状もある

病気が進むと、声を出したり、飲み込んだりするときに働く筋肉の運動障害も現れ、以下のような症状が起こりやすくなります。

- 声が出しにくくなる
- 飲み込みにくくなる（嚥下障害）
- よだれが出やすくなる　　など

姿勢を保てず転びやすい（姿勢保持障害）

体のバランスが悪くなり、体が傾くともとの姿勢に戻ることがむずかしくなるため、転びやすくもなります。少し進行してから現れる症状です。

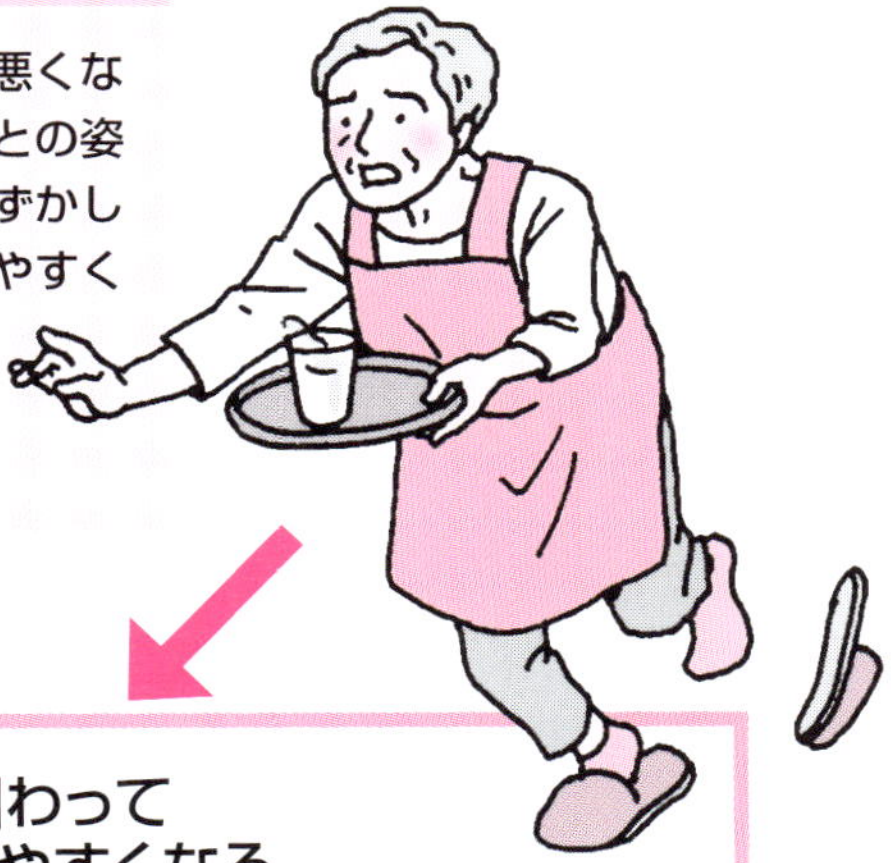

背中の上のほうが前かがみになって、あごを軽く突き出す独特の姿勢になる。これも転びやすさの一因に

歩行障害も加わってますます転びやすくなる

パーキンソン病の患者さんは、腕をふらず、すり足でチョコチョコと小刻みに歩く姿がよくみられます。進行すると、最初の一歩がなかなか出せないすくみ足や、歩いているうちに姿勢が前に傾き、突進するような歩き方になっていくこともあります。

こうした歩行障害が加わることで、よけい転倒をまねきやすくなります。

筋肉がこわばりかたくなる（筋強剛《きんきようごう》・固縮《こしゆく》）

腕や足、体幹の筋肉がこわばってかたくなり、自分でスムーズに動かすのがむずかしくなります。無意識のうちに筋肉はこわばり、力を抜こうとしてもうまく抜けません。

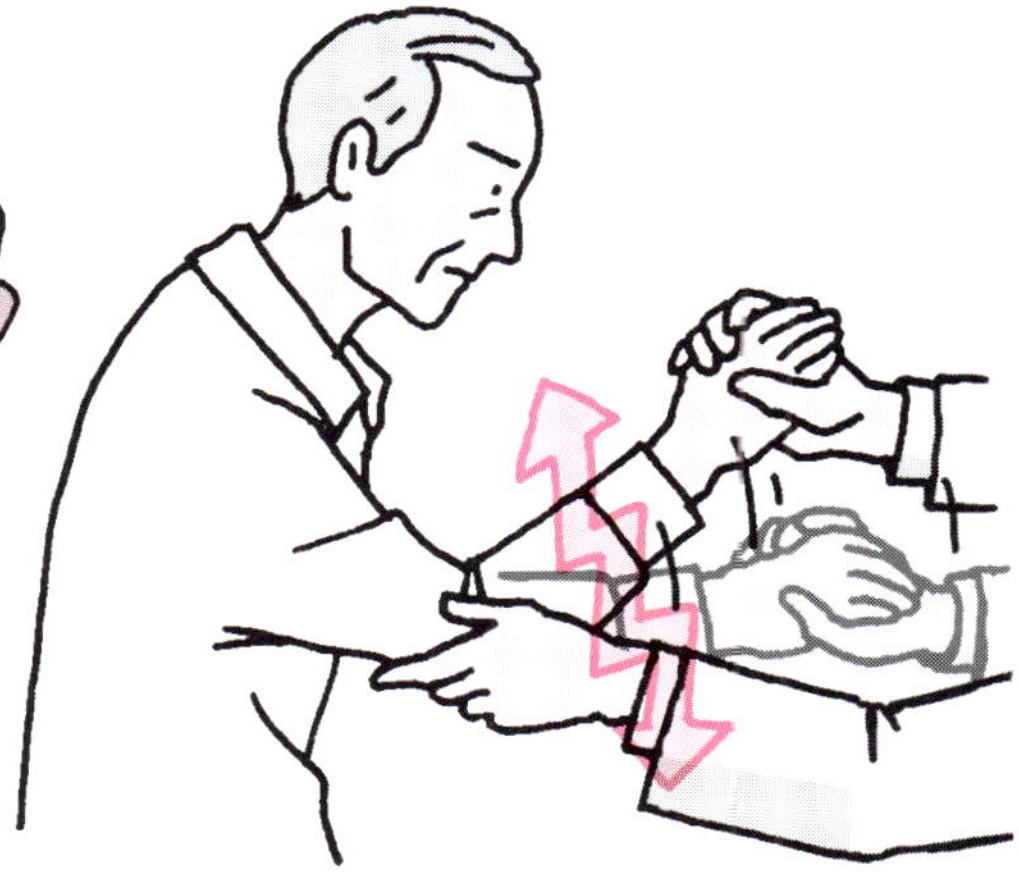

ほかの人が肘《ひじ》や手首、足首などの関節を曲げ伸ばししようとすると、カクカクした不自然な歯車のような動き方をする

非運動症状

不快な症状もじつはパーキンソン病の一部

便秘、頻尿、多量の発汗、立ちくらみなどの不快な症状は、自律神経の働きの乱れがまねくもの。自律神経症状は、パーキンソン病のもっとも早期からみられる症状のひとつです。

自律神経障害が起きている

自律神経は、体のほぼすべての器官の活動を調整するために、自分の意思とは無関係に働き続けている神経です。

パーキンソン病では、その自律神経の働きが悪くなるために、さまざまな不快症状が現れやすくなります。

便秘

大半の患者さんにみられる症状で、かなり早い時期から起きてきます。腸を動かす力が弱くなるため、がんこな便秘に悩まされがちです。

おなかが張って苦しい腹部膨満感、胃酸や食べものが逆流して食道の粘膜に炎症が生じる逆流性食道炎など、便秘以外の消化器症状が起きてくることも

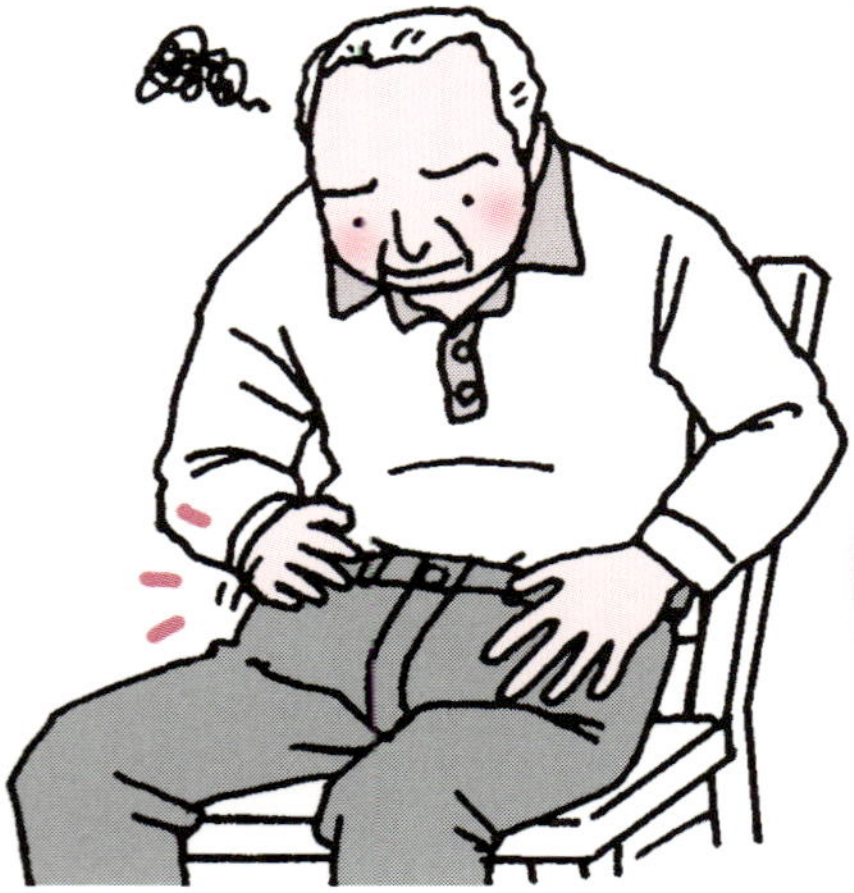

トイレが近い

膀胱が十分に広がらなくなるので尿がためられず、すぐにトイレに行きたくなったり、間に合わずに失禁したりすることもあります。とくに夜間、頻尿になりやすくなります。

ひどい汗

多量の汗に悩む人もいます。下半身の発汗が減り、その分、胸の上部から顔面にかけて汗をかきやすくなるのです。ひどい汗で、一晩に二度も三度も下着の着替えが必要になることもあります。

▼パーキンソン病でみられる自律神経症状の頻度

消化器症状（便秘など）	61.0%
排尿障害（頻尿など）	57.3%
皮膚症状（多汗など）	24.3%
心血管症状（起立性低血圧など）	14.7%

（Barone et al, Mov Disord 2009）

ある症状への対応が別の症状を強めることも

「ただ不快なだけ」と思っている症状も、じつはパーキンソン病の現れかもしれません。

一つひとつの症状に対応していこうとすると、たとえば頻尿の治療薬で便秘がひどくなるといったように、不快感が増してしまうこともあります。症状のもとにあるパーキンソン病の治療をしっかりおこなうことが先決です。

体重が増えない 減るのも症状のひとつ

パーキンソン病の患者さんは、やせ型の人が多いのですが、ここにも病気の特性がかかわっています。エネルギーの吸収が悪くなる一方で、ふるえ、こわばりや自律神経症状のためにエネルギーの消費が増えてしまうため、なかなか体重が増えないのです。

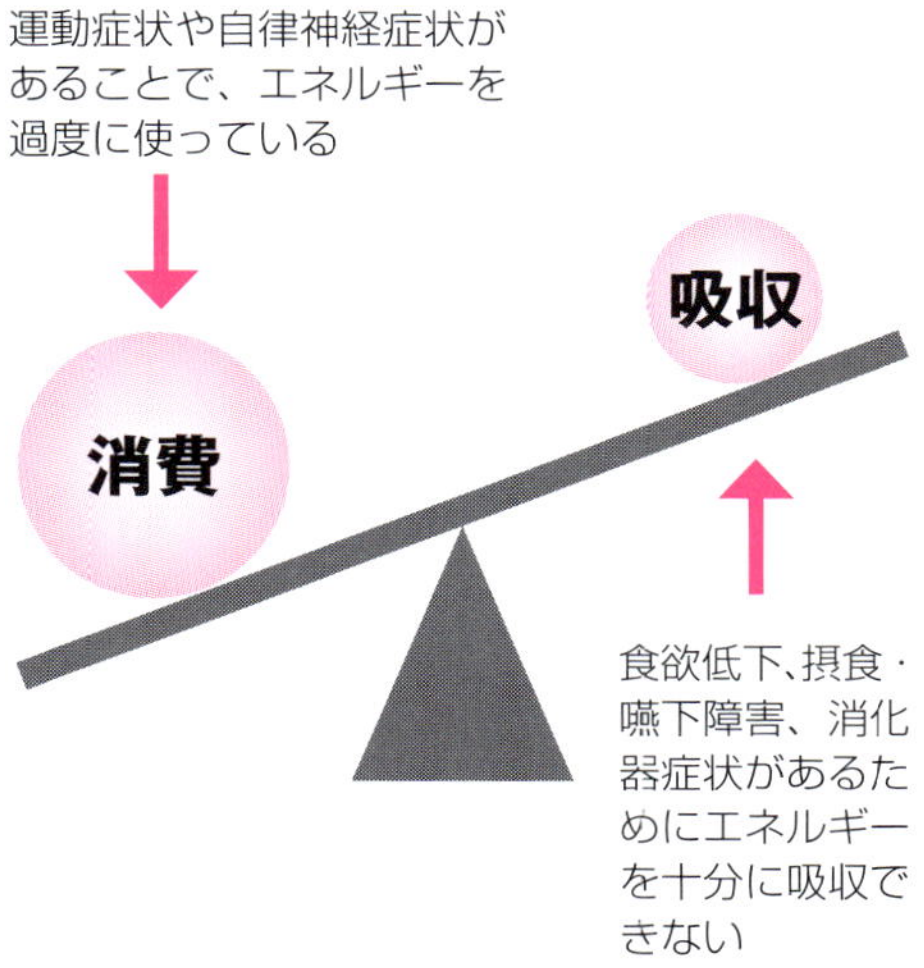
運動症状や自律神経症状があることで、エネルギーを過度に使っている
吸収
消費
食欲低下、摂食・嚥下障害、消化器症状があるためにエネルギーを十分に吸収できない

立ちくらみ（起立性低血圧）

立ち上がると同時に血圧が急にいちじるしく低下し、ふらつきやめまい、気を失うなどの症状に見舞われがちです。とくに食後や入浴後に起こりやすくなります。

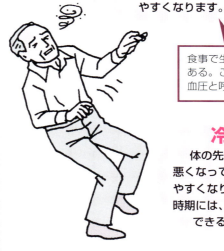

食事で生じる低血圧もある。これは食事性低血圧と呼ぶ

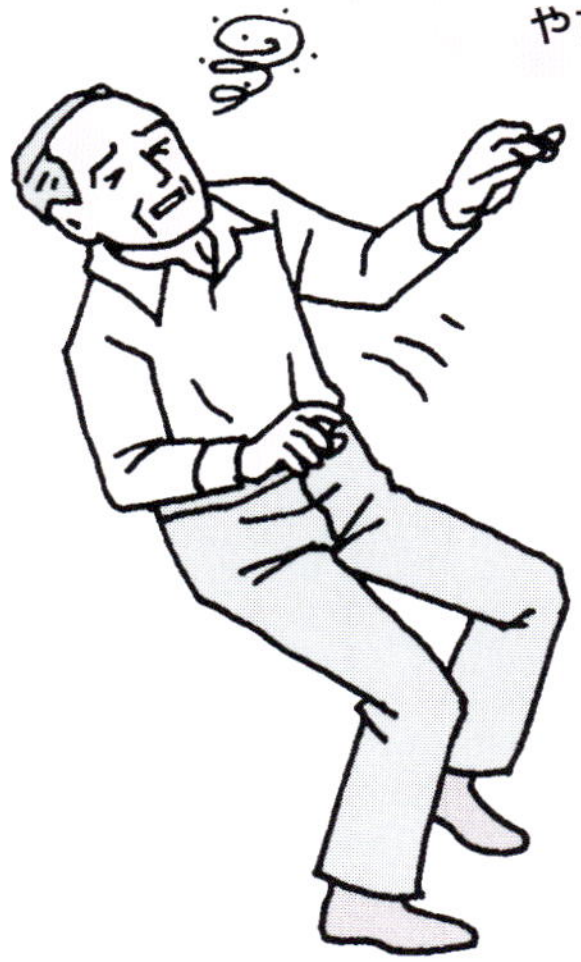

冷え

体の先の血流が悪くなって手足が冷えやすくなります。寒い時期には、しもやけができることも。

むくみ

ひざ下にむくみが生じやすくなります。外側のくるぶしや足の甲は、とくにむくみやすい部位。パーキンソン病の治療薬の影響で生じることもあります。

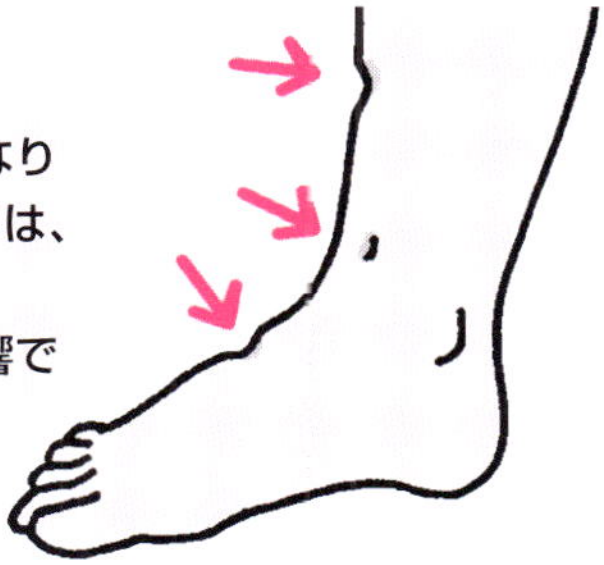

性機能障害

性欲減退や勃起不全に、自律神経障害が関係していることがあります。

非運動症状

うつや幻覚、認知機能障害が出てくることも

うつや幻覚、認知機能障害や睡眠障害、感覚障害なども、パーキンソン病と関係の深い症状です。気になることがあれば医師に相談しておきましょう。

脳の働きにも影響する

パーキンソン病が進行すると、脳の働きのバランスが乱れがちになります。治療薬や加齢も影響して、精神症状や睡眠障害などの多彩な症状が起きるようになります。

うつ・不安

元気が出ない、意欲がわかない、楽しみが感じられないなどのうつ症状は現れやすい症状のひとつ。夕方、薬が切れるために不安感が高まる場合もあります。

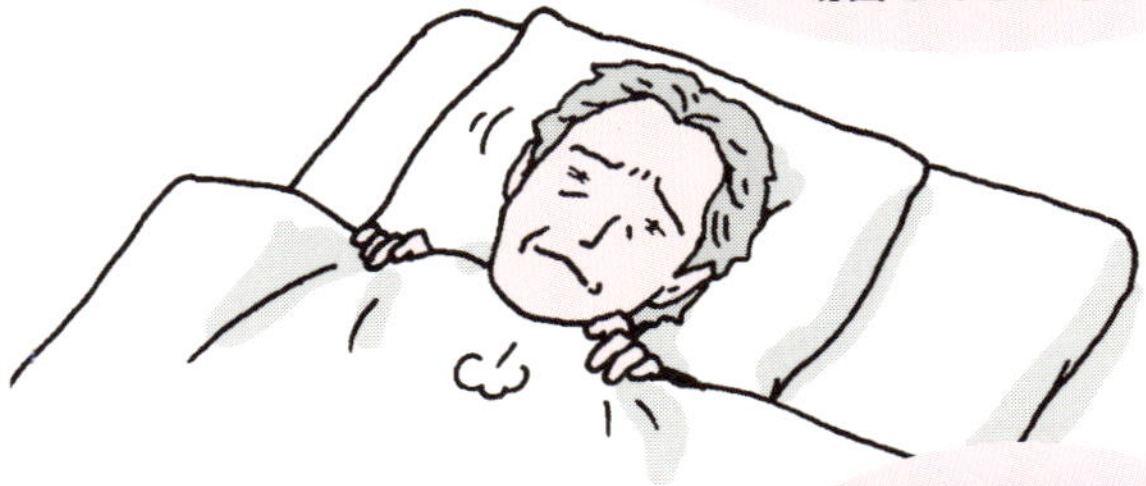

意欲の低下

うつ症状として現れることもありますが、うつとは別に起こる場合も。自分からなにもしようとしなくなってしまいます。

眠りの問題

寝つきが悪くなったり、眠りについても途中で何度も目が覚めたりしがちです。夜の不眠や治療薬の影響で日中の眠気に悩まされたり、入眠時に脚がむずむずしてじっとしていられなくなる、むずむず脚症候群が起きることも。

寝言や寝ぼけが目立つ（レム睡眠行動異常症）

眠っている間に夢をみて、突然、大声で叫んだり、手足をばたつかせて暴れだしたりするレム睡眠行動異常症も、パーキンソン病の患者さんによくみられる睡眠障害です。

睡眠中、眠りの深さは変化している。眠りが浅いレム睡眠のときに夢をみやすい

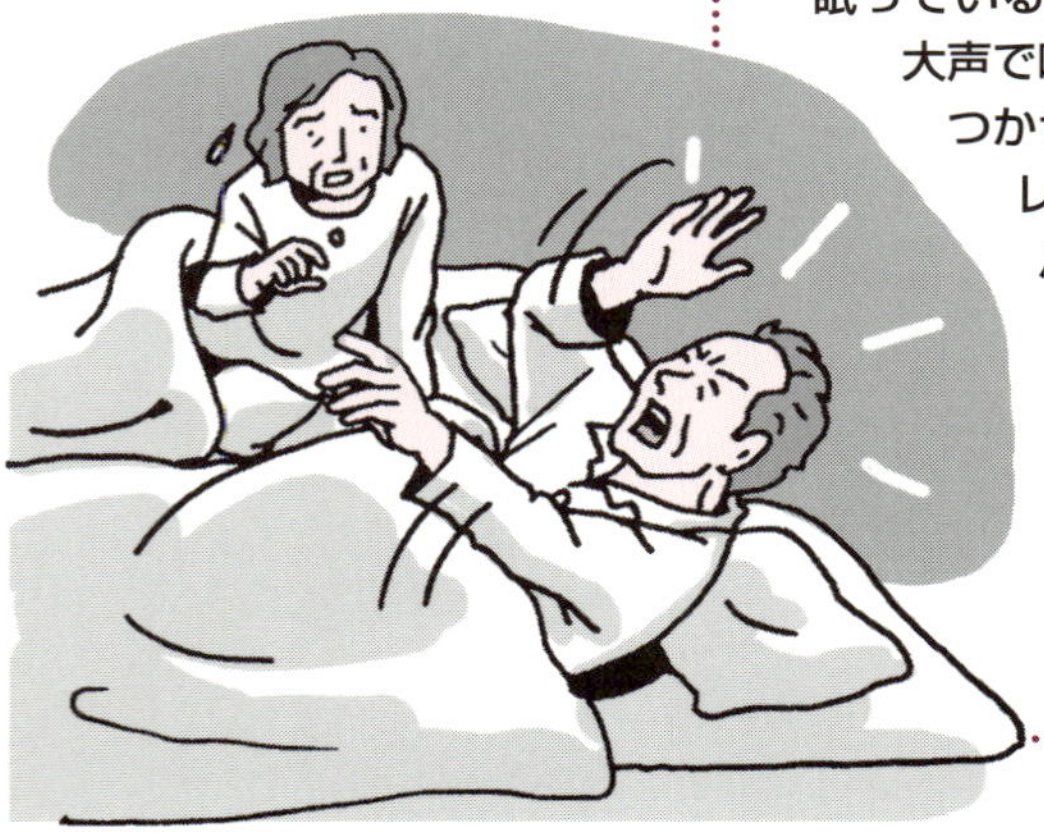

生活の質を下げてしまう要因になりやすい

うつ・不安などの精神症状や認知機能障害は、患者さんの生活の質を下げてしまう要因になりやすい症状です。

また、患者さんを介護する家族にとっても大きな負担がかかる、悩ましい症状といえます。

しかし、これもパーキンソン病のひとつの側面と考えておくことが、適切な対応につながります(→5章)。

認知機能の低下

判断力、理解力、記憶力などが低下する認知機能障害も起こりやすくなります。認知機能の低下が目立ったり目立たなかったりと変動しやすいのが特徴です。

幻覚／妄想

なかでも現れやすいのは、そこにいない人や小動物などが見える幻視や錯覚です。幻覚がもとで、事実と異なることを確信する妄想をもつこともあります。

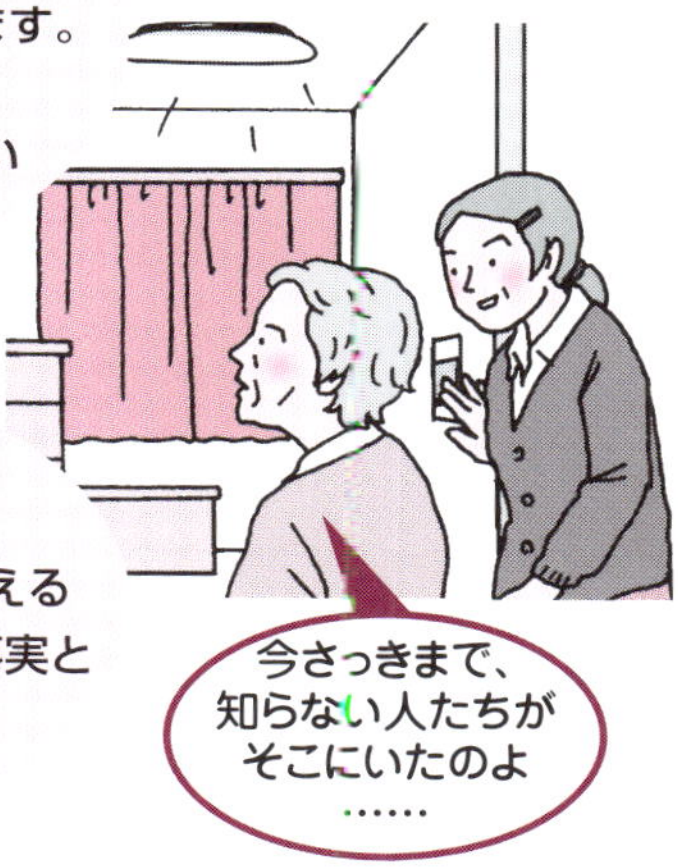
今さっきまで、知らない人たちがそこにいたのよ……

衝動の抑えにくさ

病的な賭《と》博《ばく》、性欲の高まり、買いあさり、むちゃ食いなど衝動的な行動がみられるようになることも。パーキンソン病の治療薬の影響といわれますが、だれにでも起こるわけではありません。

感覚の障害も現れやすい

感覚障害が現れやすいのも特徴です。なかでも病気の早い段階から起こるのが嗅覚障害です。

痛みやしびれも生じやすく、腰痛、関節痛、筋肉痛に悩まされる人が少なくありません。疲れやすさを訴える患者さんも大勢います。

嗅覚障害
においがわかりづらい／食べものの味が変わったように感じる

痛み・しびれ
腰痛、関節痛、筋肉痛など

疲労
すぐに疲れてしまう

▼パーキンソン病でみられる自律神経障害以外の非運動症状の頻度

意欲の障害	30.6%
注意・記憶の障害	44.7%
睡眠障害	64.1%
精神症状(うつ、不安、幻覚、妄想)	66.8%
痛み	60.9%
呼吸器症状(息苦しさ、せきなど)	17.8%
その他(嗅覚障害、性機能障害など)	48.0%

(Barone et al, Mov Disord 2009)

症状の現れ方

発病に気づく前から変化は生じている

パーキンソン病による症状は、特徴的な運動症状が出る以前から起きていることが少なくありません。時間の経過とともに、新たな症状が出てくる可能性もあります。

症状は移り変わる

パーキンソン病の症状は一定ではなく、時間の経過とともに移り変わっていくのが一般的。非運動症状は、運動症状の前から現れるものもあれば、発病がわかってから徐々に出現してくるものもあります。

非運動症状

運動症状が出る以前に、便秘、嗅覚障害、睡眠障害、うつが現れることが多い

四主徴のいずれかを含む運動症状

ふるえ、動きの鈍さ、筋肉のこわばり、転びやすさなどの運動症状が現れることで、発病に気づく

嗅覚障害の程度で進み方の見当がつく!?

非運動症状のなかで代表的な症状のひとつにあげられる嗅覚障害。パーキンソン病患者さんに重い嗅覚障害があると、将来的に認知症を合併しやすいことがわかってきました。

嗅覚障害は、認知症を合併するかどうかを予測するひとつのポイントになりそうです。

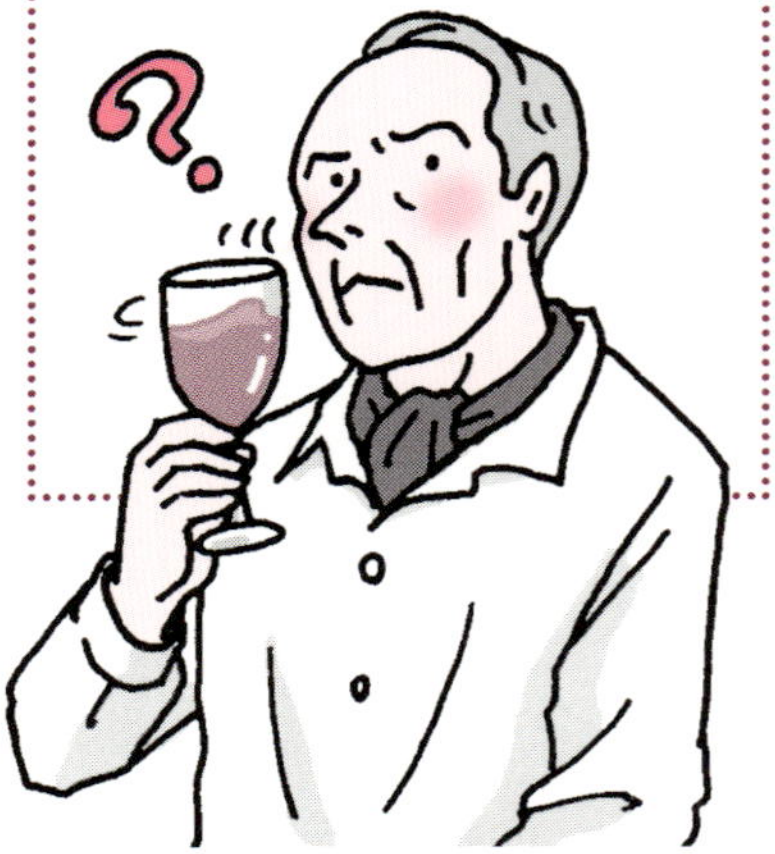

鼻の異常で起きていることもあるので、すべての人に当てはまるわけではない

経過が長くなるほど症状も複雑化する

パーキンソン病の診断の最大の手がかりになるのは運動症状ですが、経過が長くなるほど現れる症状も複雑化してきます。病気そのものの特性に加えて、年齢が高くなっていくことによる老化、治療薬の影響なども現れやすくなるた

発病後の症状には3つの要因が影響する

パーキンソン病と診断され、治療開始後に現れる症状には、大きく分けると３つの要因がかかわっています。病気そのものが進行していく影響と、治療薬の影響、そして加齢とともに進む老化の影響の３つです。

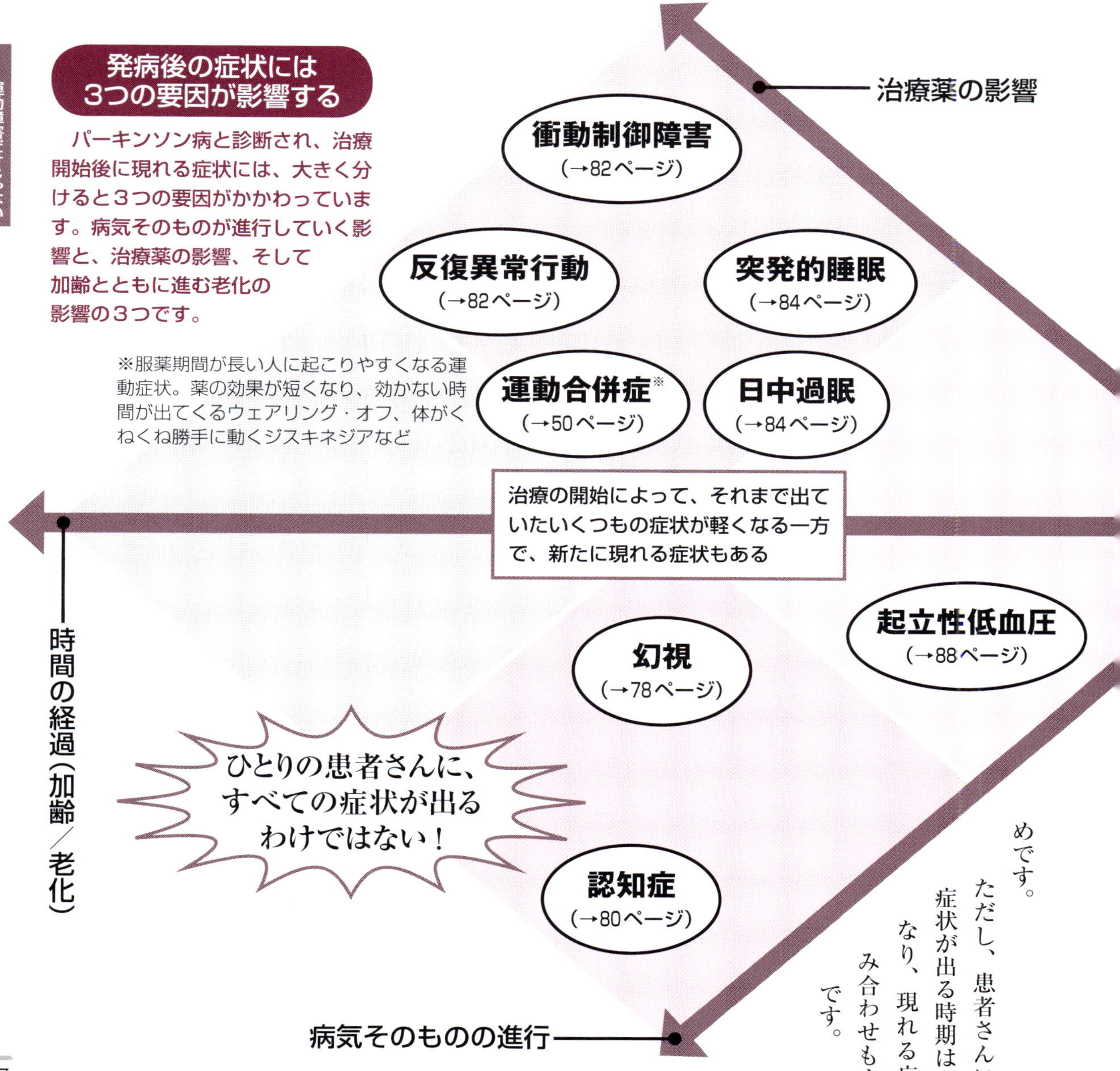

※服薬期間が長い人に起こりやすくなる運動症状。薬の効果が短くなり、効かない時間が出てくるウェアリング・オフ、体がくねくね勝手に動くジスキネジアなど

(Lim SY, Mov Disord 2010 をもとに作成)

めです。

ただし、患者さんによって症状が出る時期は大きく異なり、現れる症状の組み合わせもまちまちです。

似ている病気

似ているが違う、違うようで同じ病気がある

パーキンソン病と似た症状があっても、別の病気ということがあります。一方で、病名は違っても実質的にはパーキンソン病と同じ病気もあります。

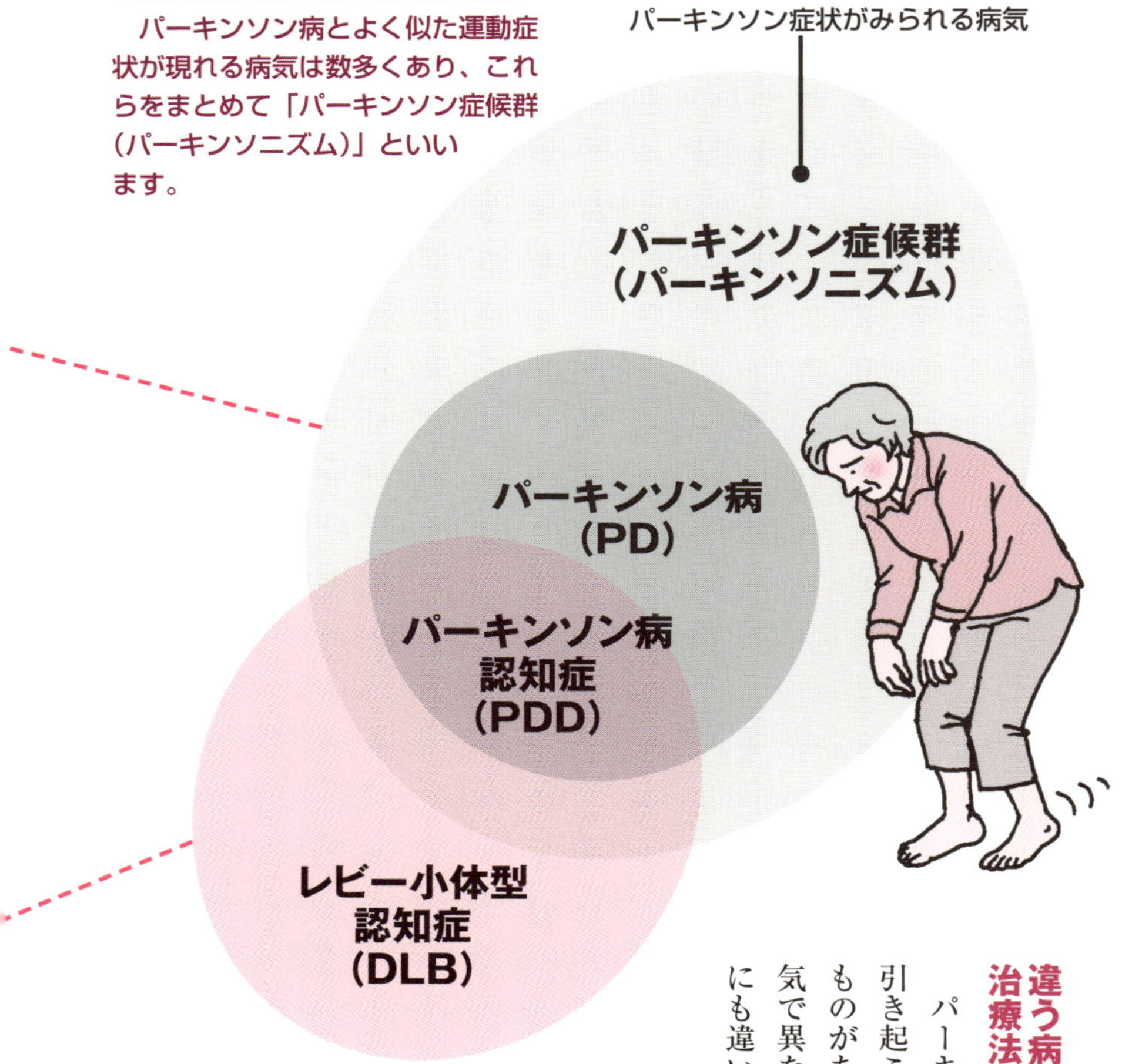

似ている病気は数多い

パーキンソン病とよく似た運動症状が現れる病気は数多くあり、これらをまとめて「パーキンソン症候群（パーキンソニズム）」といいます。

違う病気なら治療法も異なる

パーキンソン病のような症状を引き起こす病気には、さまざまなものがあります。原因は各々の病気で異なるため、治療法や対応法にも違いがあります。

一方で、パーキンソン病に特徴的な運動症状はなくても、じつはパーキンソン病の仲間と考えられるという病気もあります。

それぞれの病気に適した治療をしていくには、病気の正確な診断がとても重要です。

似ているけれど違う病気

パーキンソン病に似た症状が出る別の病気には、主に次のようなものがあります。

神経変性疾患

パーキンソン病とよく似た脳神経が変性する病気。初期にはパーキンソン病との鑑別がむずかしいことが少なくありません。パーキンソン病と違って十分に有効な治療法がないため、どのように介護するかが対応の基本になっていきます。

多《た》系統《けいとう》萎《い》縮症《しゅくしょう》　病気の初期から排尿障害などの自律神経症状が現れ、飲み込みが悪くなったり、睡眠中のいびきや無呼吸が目立ったりする

進行性核上性《しんこうせいかくじょうせい》麻《ま》痺《ひ》　目の動きが悪くなる、すくみ足などの症状がみられ、病気の初期から転びやすくなる

大脳《だいのう》皮《ひ》質《しつ》基《き》底核変性症《ていかくへんせいしょう》　ある特定の動作ができない、言葉の扱いがむずかしくなる、片側の空間にあるものを認識しない、片手が勝手に動く、認知症などの症状もみられる

薬剤性パーキンソン症候群

服用した薬の副作用として起こるもの。抗精神病薬などで生じやすいのですが、一般的に使われる制吐薬や抗うつ薬の一部で起こることもあります。薬の減量や中止で症状は改善します。

脳血管性パーキンソン症候群

小さな脳梗塞が多発した場合、運動機能が障害され、パーキンソン病とよく似た症状が現れることがあります。脳血管障害の再発予防を目的とした薬物治療と、血圧や血糖値などのコントロールが治療の中心になります。

正常圧水頭症

頭蓋の中を満たしている髄液の流れが滞り、脳を圧迫することで起こります。歩行障害、尿失禁、認知機能障害が代表的な症状。手術で症状の改善が期待できます。

その他

まれに、インフルエンザ脳症の後遺症や、練炭などによる一酸化炭素中毒の後遺症として現れることも。

区別されているが じつは同じ病気

アルツハイマー型に次いで多い認知症といわれているレビー小体型認知症。認知障害のほか、睡眠障害や転びやすさなどの症状が目立ちます。

じつは、レビー小体型認知症とパーキンソン病は、病名は違っても、本質的には同じ病気であり、症状が現れる順序が違うにすぎないとする考え方が一般的になってきています。

レビー小体型認知症

- 認知機能障害や精神症状から始まるが、パーキンソン病のような運動障害も伴いやすい
- 運動症状は現れない人が 25 ～ 50%。運動症状がある場合も、ふるえは少ない

病名は異なるが
背景となる脳の病変は共通
している（→28ページ）

パーキンソン病認知症

- パーキンソン病の診断後に認知機能障害が出てきた

診断

診断がつくまでに時間がかかることも

特徴的な運動症状だけでなく、さまざまな非運動症状が診断の重要な手がかりになります。しかし、診断がつくまでに時間がかかることもあります。

診断の進め方

パーキンソン病が疑われる場合、これまでにかかった病気や出ている症状、診察や画像検査の結果などを総合的に判断し、診断していきます。

症状をみる

患者さんが訴える自覚症状、診察時の様子などから、四主徴の運動症状があるか、どんな非運動症状があるかをチェック

検査をする

血液検査をはじめとする一般的な検査や、脳などの画像検査をおこない、ほかの病気の可能性がないか、パーキンソン病の可能性が高いかなどを確認する

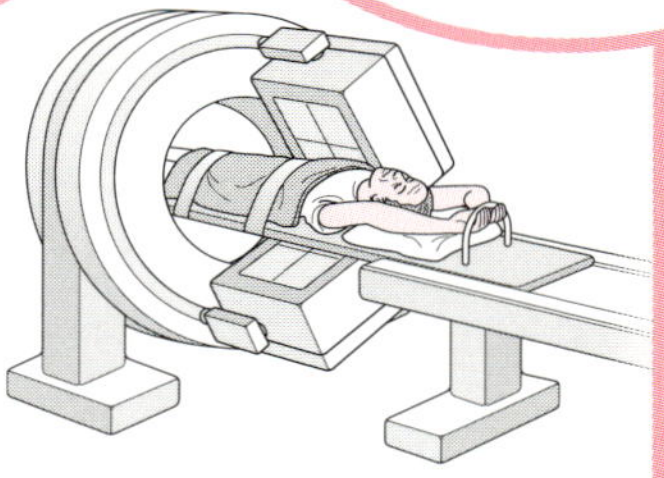

各種検査法については22−23ページ

治療薬の効果の出方をみる

パーキンソン病の治療薬を服用し、自覚症状と神経所見にどのような変化が現れるか効果の出方をみる

診断

ほかの病気と区別しにくいことも

パーキンソン病を百パーセント正しく診断するのは、今のところなかなかむずかしいのが現状です。経験を積んだ神経内科医でも、初診時にパーキンソン病と確実に診断できるのは、パーキンソン病患者さんの八〜九割程度といわれています。

残り一〜二割の患者さんは、一〜二年ぐらい経過をみながらパーキンソン病かどうかを見極めることになります。ほとんどの場合、パーキンソン病と確定診断されますが、なかには、ほかの病気との区別が困難で、初期にはパーキンソン病かどうか診断がつかない患者さんもいます。

パーキンソン病の診断基準例

パーキンソン病の診断基準は多数提案されていますが、現在、標準的な診断の考え方として広く使われているものを以下に示します。

確実にパーキンソン病と診断されるのは、以下のすべてを満たしている場合です。

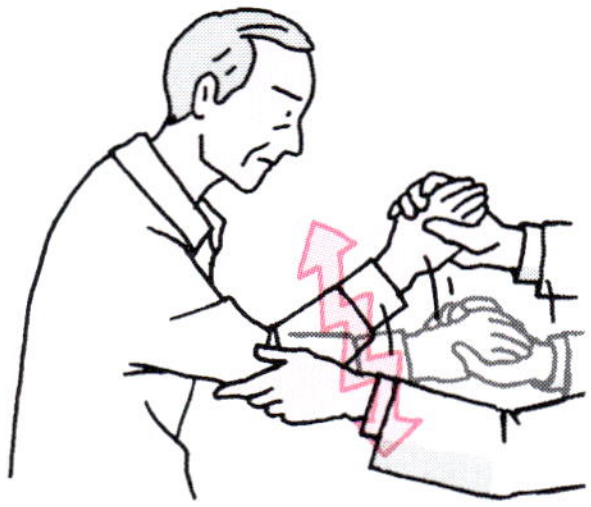

症状は診断のための重要な要素

パーキンソニズムがある＝運動緩慢（必須）＋静止時振戦または筋強剛

パーキンソン病の四主徴のうち姿勢保持障害は初期には現れにくいため、診断基準には含まれていない

＋

①絶対的除外基準（下記）に抵触しない

- □中等度以上の重症度にもかかわらず、高用量のレボドパ（→ 46 ページ）による症状の改善がみられない
- □パーキンソニズムをきたす別の病気の可能性が高い
- □機能画像検査（ダットスキャン→ 22 ページ）で、ドパミン系の働きに異常がみられない

②少なくとも 2 つの支持的基準（下記）に合致する

- □ドパミン補充療法による明白で劇的な効果がみられる
- □レボドパ誘発性のジスキネジアがみられる
- □診察時に上肢あるいは下肢の静止時振戦がみられる
- □嗅覚喪失、あるいは心筋シンチグラフィによる心筋交感神経の機能低下がみられる

③相対的除外基準（下記）に抵触しない

- □発症 3 年以内に年 2 回以上、姿勢保持障害による転倒をくり返している
- □ 5 年以上、運動症状の進行がまったくみられない（治療により症状が安定している場合は除く）
- □罹病期間が 5 年に達しても、以下のようなよくみられる非運動症状が認められない
  - ●睡眠障害（日中の過度の眠気、レム睡眠行動異常症など）
  - ●自律神経障害（便秘、日中の頻尿、症状のある起立性低血圧）
  - ●嗅覚低下
  - ●精神障害（うつ、不安、幻覚）
- □発症 5 年以内に、歩行障害が急速に進み、つねに車椅子を必要とするような状態
- □発症 5 年以内に、重度の発声障害や構音障害（発語内容はほぼ常に理解できない）、重度の嚥下障害などがみられる
- □発症 10 年以内に明かな首下がりや手足の拘縮がみられる

（日本神経学会『パーキンソン病診療ガイドライン 2018』をもとに主な項目を抜粋して作成。各項目の順番・内容はわかりやすく表現してある）

検査

各種の画像検査や髄液検査をする

パーキンソン病かどうか確定させるために、複数の検査が必要になることもあります。ほかの病気ではないか、パーキンソン病の可能性が高いかどうかを調べていくのです。

脳の様子を画像でみる

脳の形を画像化してチェックするほか、必要に応じて脳の血流やドパミン（→26ページ）にかかわる神経の状態など、脳の働きを画像化して調べ、診断に役立てていきます。

頭部CT・MRI

ほかの病気がないか確認する

パーキンソン病の多くは、頭部 CT や頭部 MRI ではとくに目立った異常はみられません。異常があれば別の病気か、パーキンソン病にほかの病気を合併している可能性が考えられます。

ダットスキャン

（黒質《こくしつ》線条体《せんじようたい》節前《せつぜん》ドパミン機能画像）

ドパミンの取り込みぐあいをみる

DAT（ドパミントランスポーター）という、ドパミンを回収して再利用する働きをもつたんぱく質の量や働きをみる検査。パーキンソン病などで神経が変性していると、DAT の量や働きが低下し、ドパミンの取り込みが悪くなります。

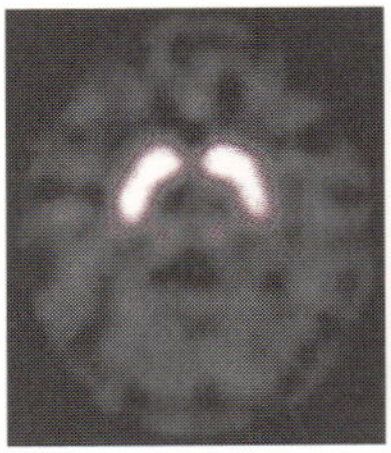

通常は DAT に薬剤が集積するため、明るく映し出される

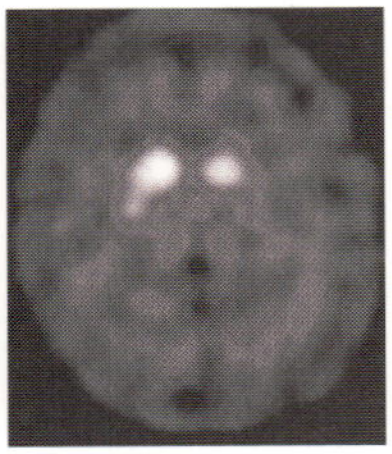

パーキンソン病では薬剤の集積が低下している

SPECT《スペクト》装置を使う検査法

SPECT（単一光子放射型コンピューター断層撮影）は、微量の放射線を出す薬（放射性医薬品）を注射し、その薬剤を映し出すことで体内の様子を画像化する検査法。ダットスキャン、脳血流シンチグラフィはこの方法でおこないます。

脳血流シンチグラフィ

脳機能が低下している部位を示す

脳の血流を示す検査。血流が低下している部位では機能低下が起きていると推測できます。パーキンソン病では、大脳の後頭葉の脳血流が低下しているのが特徴です。これは視覚認知機能の低下と関連していると考えられます。

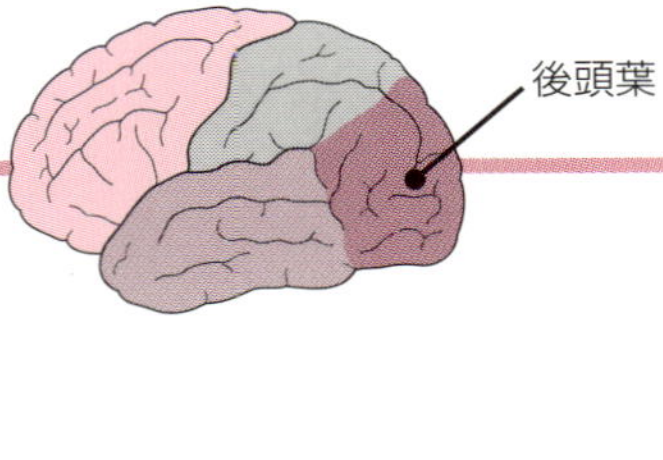

心臓や髄液を調べることも

脳を調べるだけでなく、心臓の神経の働きをみる検査をすることもあります。

また、髄液の中に含まれる物質を調べる検査も注目されています。

髄液検査
α-シヌクレインの量を調べる

髄液中のα-シヌクレインというたんぱく質の量を測定する検査。このたんぱく質の分子が集まってかたまりをつくると、神経障害が起きてくると考えられています(→28ページ)。

パーキンソン病の人の髄液内では、分子が数個集まった状態のα-シヌクレインの濃度が高いと報告されています。

髄液とは?

脳や脊髄と、これらを保護する膜との間を満たしている液体。検査の際は背骨の間に注射針を刺し、少量を取り出す

脳内のα-シヌクレインを画像化できるようになる!?

脳内にどれぐらいα-シヌクレインが蓄積しているかを画像化する研究も進められています。この検査が実用化されれば、診断の大きな助けになると注目されています。

心筋シンチグラフィ
心臓を支配する交感神経の働きをみる

パーキンソン病では、心臓の筋肉に伸びる交感神経が変性しやすいことが知られています。そこで放射性医薬品を注射し、MIBGという物質が心筋の交感神経の末端にどれだけ集まるか画像化します。

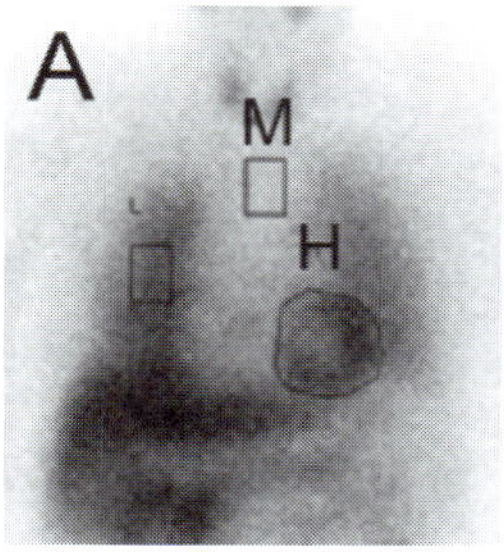

通常は交感神経に薬剤が取り込まれ、集積するため、心筋が黒く映し出される

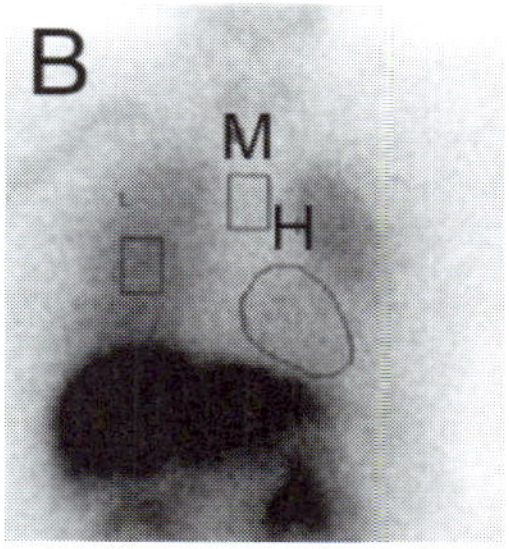

交感神経の機能が低下していると、薬剤が取り込まれないため、心筋が映し出されない

新たな検査方法の開発が進んでいる

「この結果ならパーキンソン病」とはっきり診断できる検査法は、今のところありません。

ただ、最近は、検査方法の開発が進んでいます。なかでも診断に非常に役立つと期待されているのが、末梢交感神経の働きを知る心筋シンチグラフィや、脳内のドパミン系の働きを画像化するダットスキャンで、健康保険も適用されるようになっています。交感神経は自律神経のひとつ、ドパミンはパーキンソン病で減少する脳内の物質です。

神経内科医が パーキンソン病の専門家

主治医には知識と治療経験豊富な専門家を

パーキンソン病をみる診療科は「脳神経内科」あるいは「神経内科」です。診断も治療も慎重な対応が必要な病気なので、パーキンソン病の知識と治療経験が豊富な神経内科医を主治医にするのが賢明です。なかでも「日本パーキンソン病・運動障害疾患学会（ＭＤＳＪ）」に加わっている医師であれば、専門性はより高いと考えてよいでしょう。

ただし、日頃は、通院しやすい近くの医療機関にかかりつけ医をもって、気軽になんでも相談できる関係をつくっておくのがおすすめです。日常の体調管理はかかりつけ医に、必要に応じて、かかりつけ医と連携がとれた神経内科医にみてもらう体制がつくれれば安心です（→37ページ）。

神経内科医

神経内科医なら一定の対応はできるが、すべての神経内科医がこの病気に詳しいわけではない。下記ホームページから専門医を探すか、「全国パーキンソン病友の会」の本部や支部に相談するのもよい

↓

脳外科医

手術は脳外科医がおこなう。十分に経験を積んだ医療機関で受けるのが安心

日本神経学会ホームページ
http://www.kktcs.co.jp/jsn-senmon/secure/senmon.aspx

日本パーキンソン病・運動障害疾患学会（MDSJ）のホームページ
http://mdsj.umin.jp

2

なぜ起きる?
これからどうなる?

運動に関する特徴的な症状や、
自律神経症状をはじめとするさまざまな非運動症状は、
いったいなぜ起きるのでしょうか。
パーキンソン病がどのように進み、
どんな対応が必要になるかもあわせてみていきましょう。

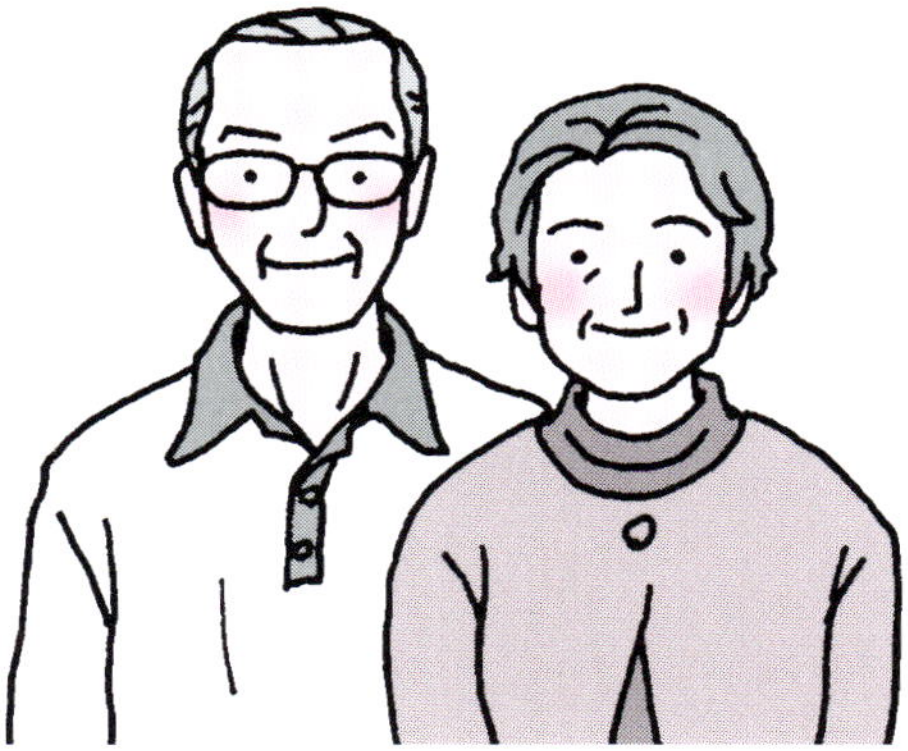

なにが起きているのか

脳の黒質が減少。ドパミン不足に陥る

パーキンソン病の運動症状は、脳の黒質《こくしつ》という部分の神経細胞が減ることで生じます。黒質でつくられる、ドパミンという物質が不足して症状が現れるのです。

体の動きを調整しにくくなる

体の動きは、脳から筋肉に指令が伝わることで生じます。黒質は、思いどおりに体を動かすために働く部位のひとつです。

▼黒質の神経細胞の減り方

黒質の神経細胞は年齢とともに減っていくが、パーキンソン病では減少がいちじるしい

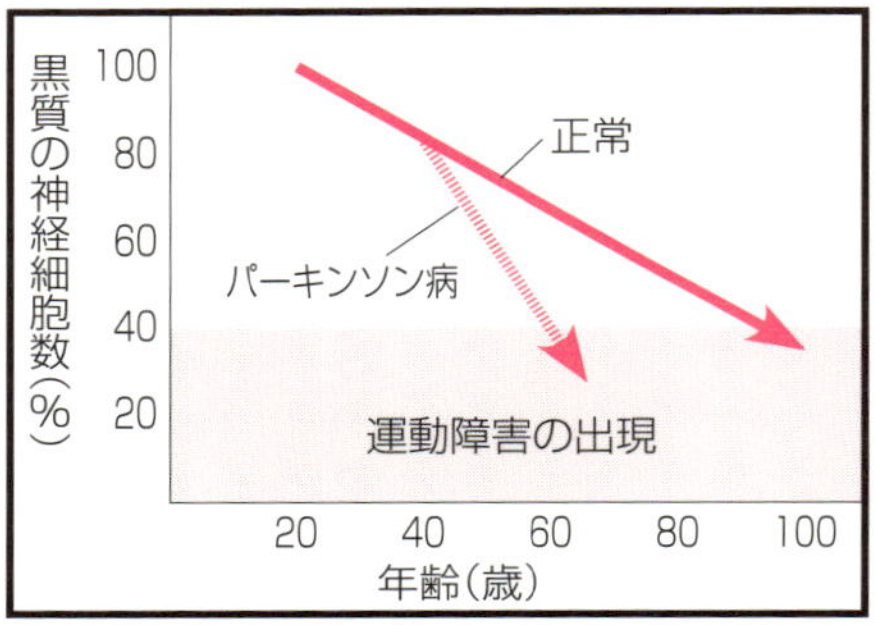

（柳澤信夫編「パーキンソン病―診断と治療―」より一部改編）

▼運動調整のしくみ

大脳皮質

どの筋肉をどう動かすか、指令を出す。指令の一部は大脳基底核に伝わる

大脳基底核

（線条体《せんじようたい》、黒質など）

目的にかなった動きに調整するための信号を大脳皮質に送り返す。黒質の神経細胞がドパミンを放出。その刺激を受けて、線条体から信号が伝えられる

パーキンソン病の脳内では……

黒質の神経細胞が減る

↓

線条体に送られるドパミンが減る

↓

大脳皮質に運動調整の信号が届きにくくスムーズに動けなくなる

脳内のネットワークに乱れが生じてしまう

脳にはたくさんの神経細胞が集まっています。脳に入ってくる情報や、脳から発せられる指令は、神経細胞を通じてやりとりされています。

パーキンソン病の場合、黒質の

ドパミン系神経の多彩な働き

ドパミンは、体の動きをコントロールする作用のほかにも、さまざまな脳の働きにかかわっています。

認知機能

複雑な情報を総合的に処理するために、必要な情報を一時的に記憶・保持する、脳の「ワーキングメモリ」という作業の調整にかかわっている

記憶・学習

記憶・学習にかかわる作用もある。「こういうときは、こうすればよい」という条件づけによって特定の行動が強化される

報酬・快感

快感と結びついた刺激を記憶することで、ドパミンにかかわる神経が活性化される。喜びをもたらす報酬が待ち受けていることがわかると、ドパミンの分泌が促される

運動調整

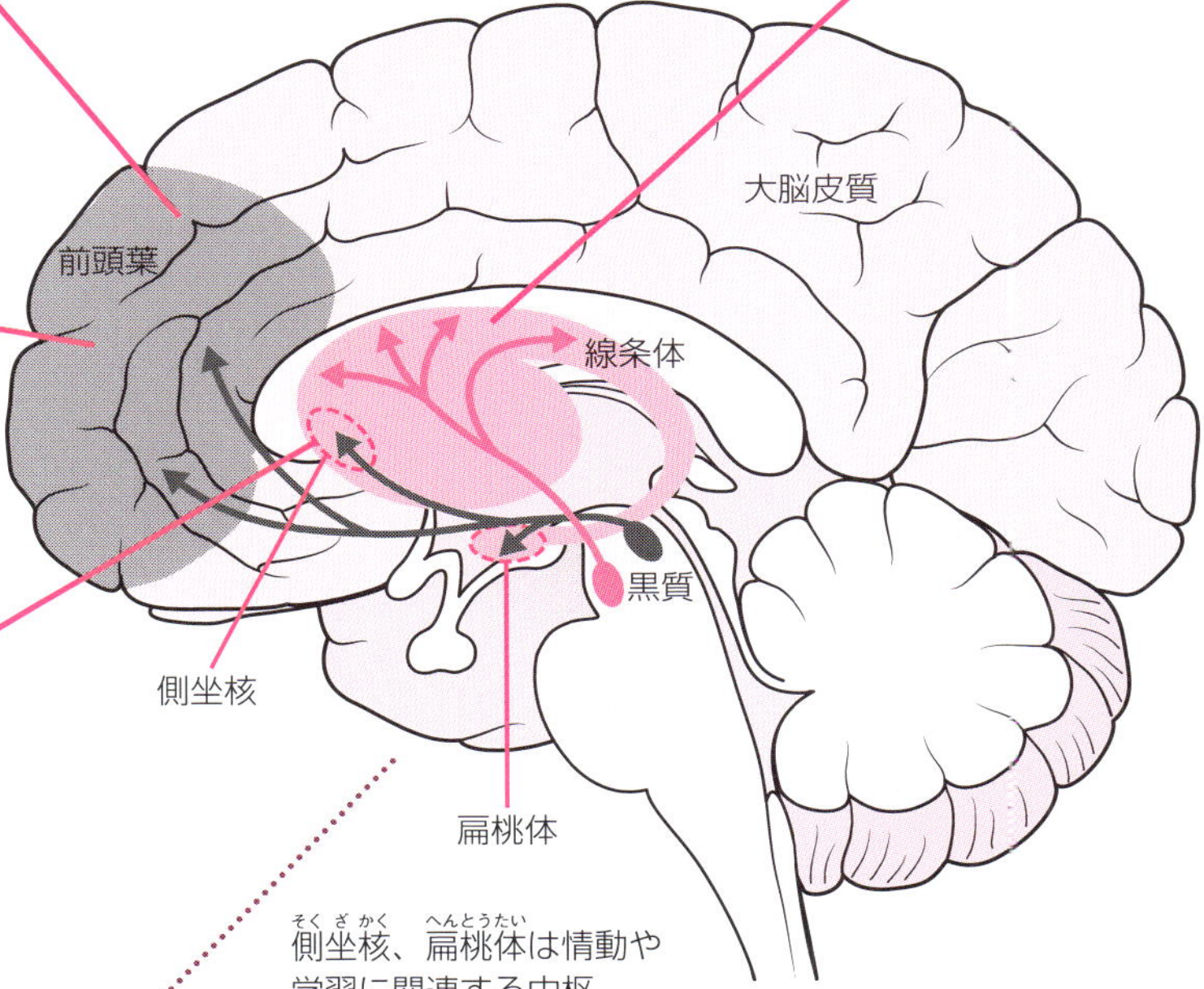

側坐核《そくざかく》、扁桃体《へんとうたい》は情動や学習に関連する中枢

脳の働きに欠かせない神経伝達物質

神経細胞と神経細胞の間にはごく小さな隙間があります。その間を橋渡しして、神経細胞から次の神経細胞へと情報を伝えているのが、神経伝達物質です。

神経伝達物質にはさまざまな種類があり、その働きも異なります。ドパミンのほかアセチルコリンも、運動の情報にかかわる神経伝達物質です。

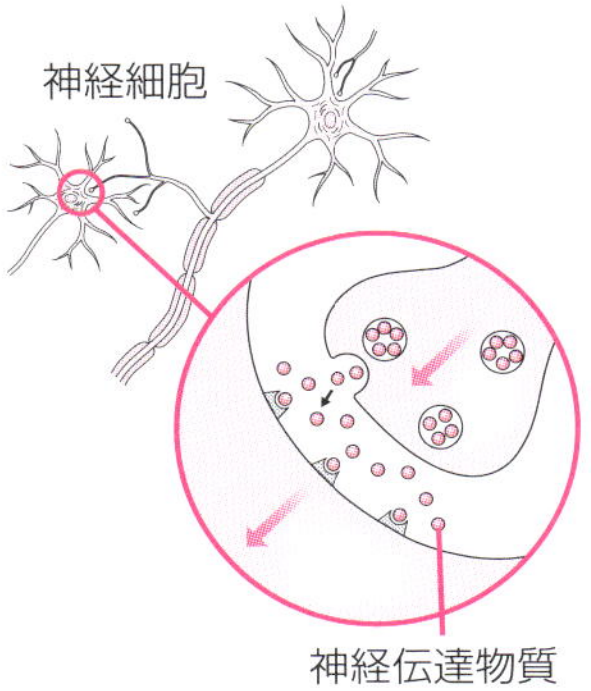

神経細胞が極端に減少するため、そこでつくられる神経伝達物質のドパミンが不足してしまいます。その結果、脳内の運動をコントロールするネットワークに乱れが生じ、特徴的な運動症状が現れるようになります。

なにが起きているのか

病変部にレビー小体が現れる

パーキンソン病で傷ついた黒質などの神経細胞には、レビー小体という小さなかたまりがみられます。その核となっている、α-シヌクレインというたんぱく質の凝集体が、神経細胞の障害をまねくのです。

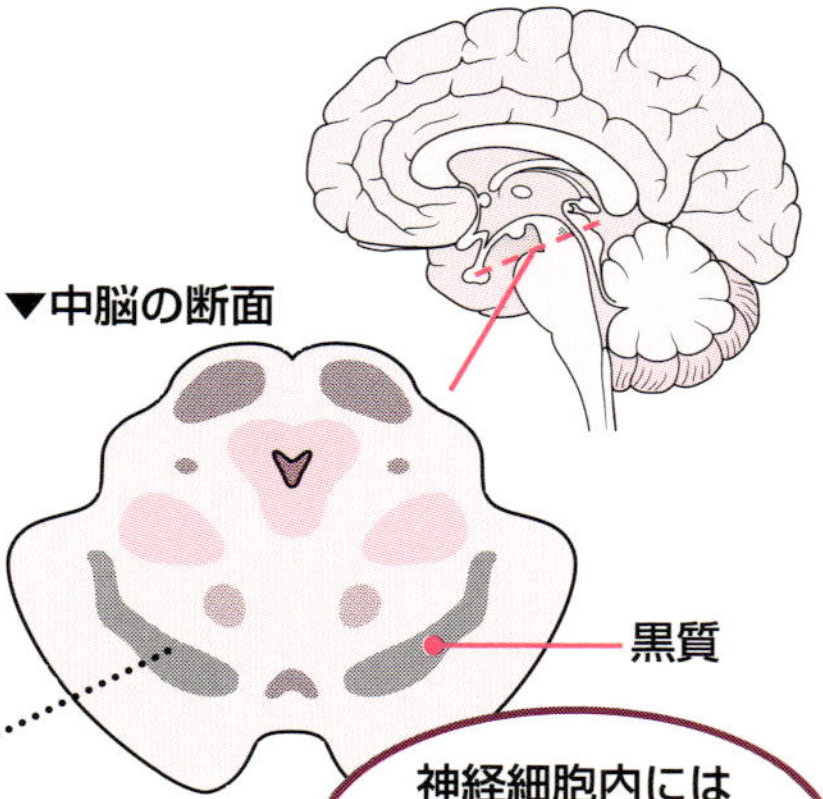

神経細胞内にはもともと多種類のたんぱく質がある

たんぱく質の一種である α-シヌクレインが凝集し、神経細胞を傷つける

なぜかたまりができるかはわかっていない

レビー小体

凝集した α-シヌクレインをつつむ円形の構造物（封入体《ふうにゅうたい》）がレビー小体。直径は30～50 ミクロンほどと非常に小さく、肉眼ではみえないうえ、脳の画像検査でも映らない

神経細胞の変性・脱落

病変部にレビー小体あり

パーキンソン病の患者さんの黒質の神経細胞には、レビー小体という小さな丸いかたまりがみられます。レビー小体がたまった神経細胞は変性し、その働きを失っていきます。

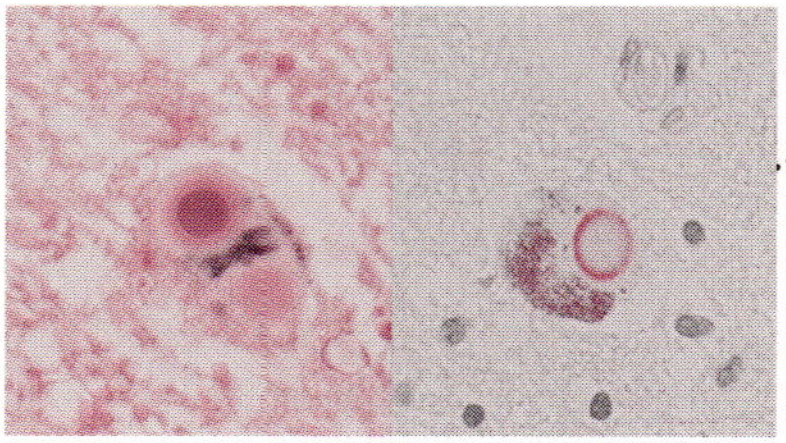

黒質のレビー小体像（左）、α-シヌクレイン像（右）。提供：菱川望先生（岡山大学）

黒質以外の神経細胞にも障害が起きている

パーキンソン病では、神経細胞の変性と並行してレビー小体が現れます。パーキンソン病の患者さんの約半数は、レビー小体や、それに似た異常構造物が、まず各臓器を支配する自律神経の末梢に現れます。さらにレビー小体は延髄を経て中脳黒質に達し、脳全体へと広がっていきます。このほか、まず脳にレビー小体が出現して下行したり、嗅覚を司る嗅《きゅう》球《きゅう》に始まり、上行したり下行したりすることもあります。

ただ、レビー小体そのものが神経を傷つけているわけではないようです。近年、パーキンソン病でみられる黒質の

レビー小体は全身に現れる

神経細胞にできるレビー小体は、体中の神経に出現する可能性があります。ただし、どの部位の神経細胞に多くできるかで出てくる症状が異なり、病名も変わってきます。

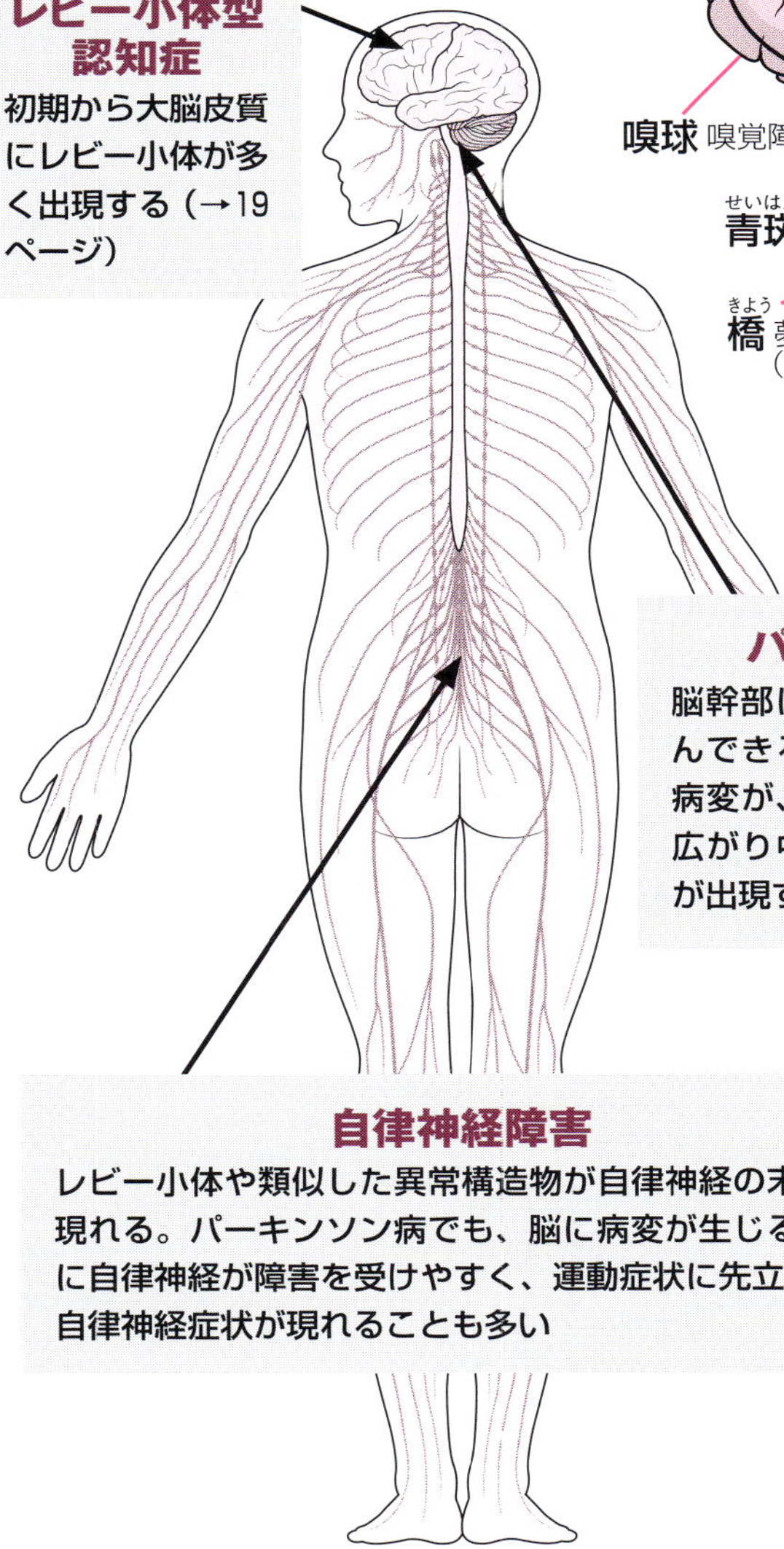

レビー小体型認知症

初期から大脳皮質にレビー小体が多く出現する（→19ページ）

パーキンソン病

脳幹部にレビー小体がたくさんできる。レビー小体による病変が、脳幹の延髄から橋へ広がり中脳に及ぶと運動症状が出現する

自律神経障害

レビー小体や類似した異常構造物が自律神経の末梢に現れる。パーキンソン病でも、脳に病変が生じる以前に自律神経が障害を受けやすく、運動症状に先立って、自律神経症状が現れることも多い

▼パーキンソン病の脳病変の広がり方

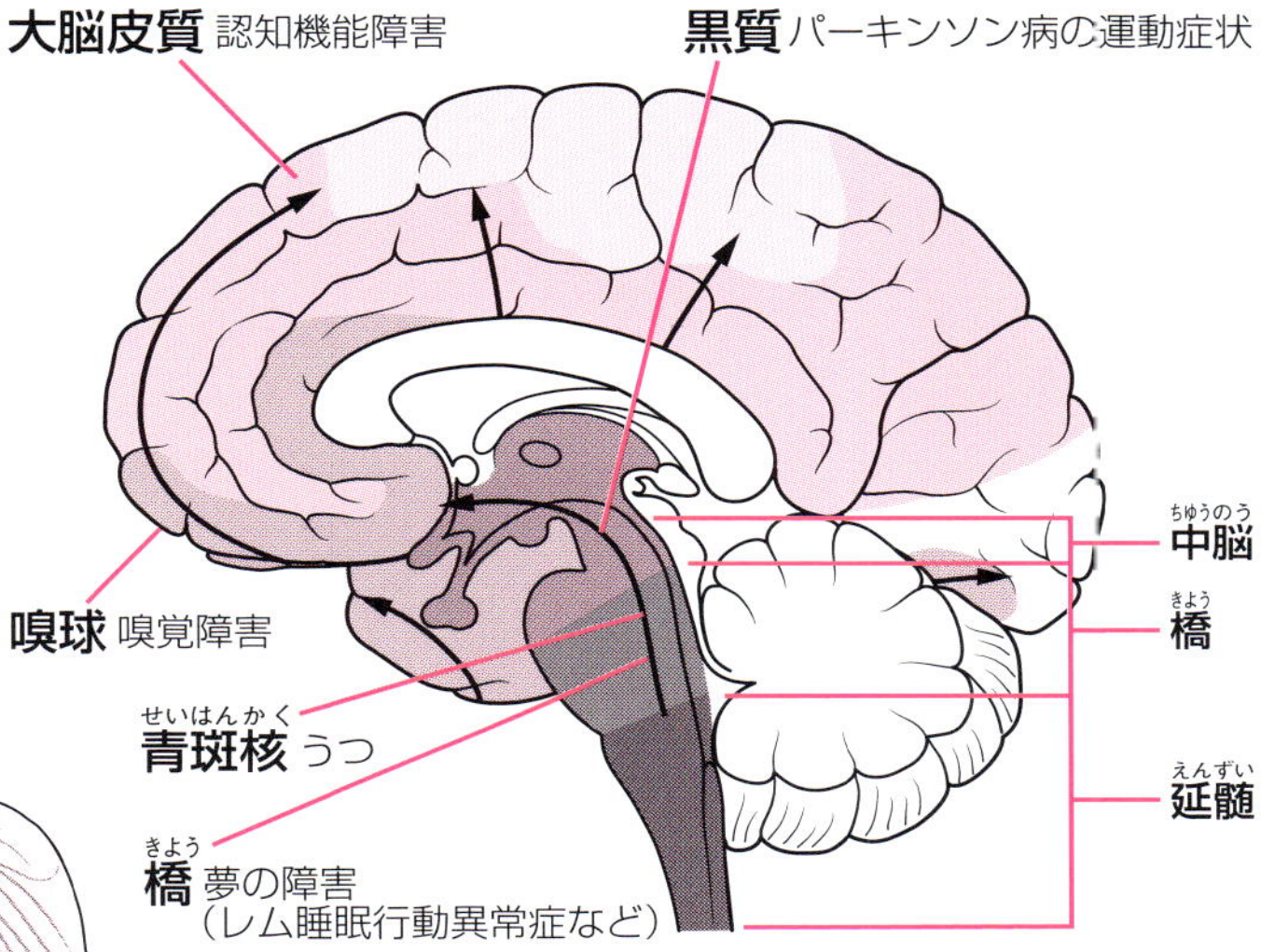

パーキンソン病の半数以上は、上図のように脳の下から上へ病変が広がることで、さまざまな症状が現れると考えられている（ブラーク仮説）

障害は、α-シヌクレインの凝集と関連して引き起こされることがわかってきました。レビー小体は、凝集したα-シヌクレインをつつんで無毒化したものとの考え方もあります。

なぜ発症するのか

体質と環境、年齢の影響が重なる

パーキンソン病の患者さんや家族は、子どもや孫、あるいは自分自身が、同じ病気になりやすいのではと心配しているかもしれません。しかし、多くの場合、遺伝はしません。

発病にかかわる3つの要因

パーキンソン病の発病には、大きく３つの要因が関係していると考えられています。

① 遺伝要因
リスクを高める遺伝子の存在

レビー小体の主成分である α-シヌクレインの遺伝子をはじめ、パーキンソン病の発症と関連するリスク遺伝子が10個以上みつかっています。

② 環境要因
生活習慣や薬物などの影響

極端な偏食やストレスの多さ、農薬への曝露《ばくろ》など、発症に関与が指摘されている生活習慣や薬物などはありますが、「これは危険」とはっきり証明されているものは今のところありません。

タバコやコーヒーがリスクを下げる?

喫煙者やコーヒーをよく飲む人は、そうでない人にくらべてパーキンソン病になりにくいといわれています。しかし、これらタバコやコーヒーに含まれる成分が発病を抑制する因子かどうか、はっきりしたことはわかっていません。

一方で、喫煙が脳血管障害や認知症の危険因子になることは明らかです。タバコは吸わないにこしたことはありません。

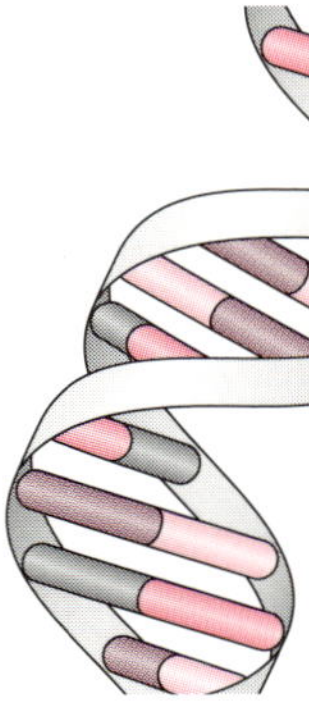

細胞の核の中にあるDNAに遺伝子の情報が刻まれている

③ 加齢
年齢が高くなる影響

加齢も発症リスクのひとつです。50～70歳代で発症することが多く、人口の高齢化に伴い、患者数は増加傾向にあります。

▼年齢別パーキンソン病の患者数

（人口10万人当たり／米子市での調査による）

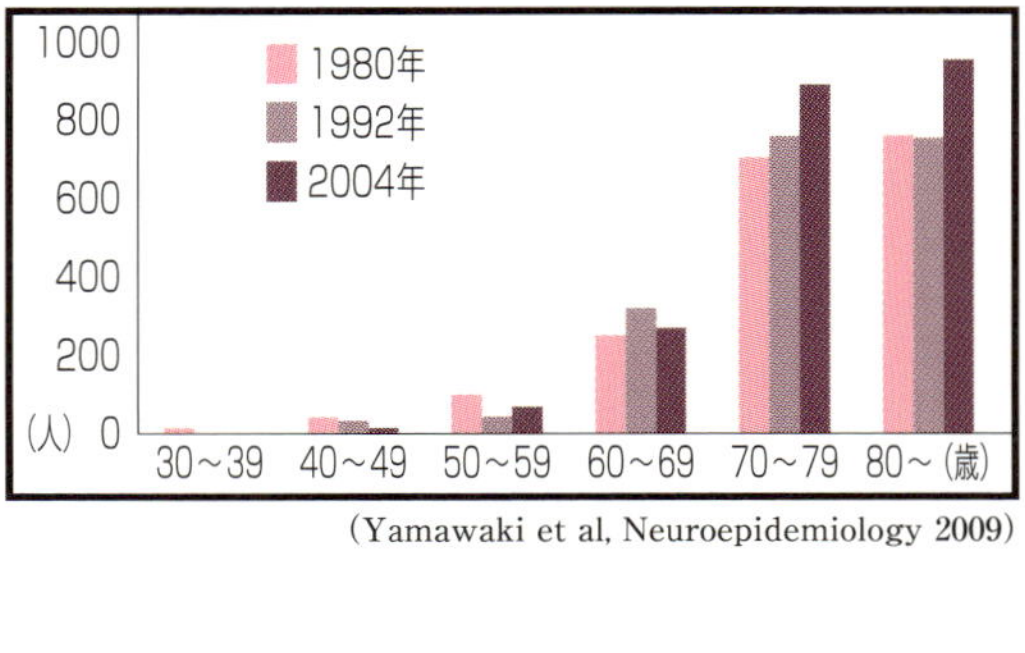

(Yamawaki et al, Neuroepidemiology 2009)

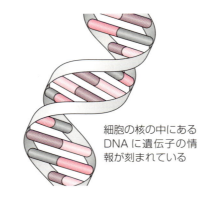

閾値を超えると発症する

パーキンソン病は、いくつかの要因が重なり、発症するかどうかの敷居である閾値《いきち》(発症ライン)を超えてしまった場合に生じると考えられています。

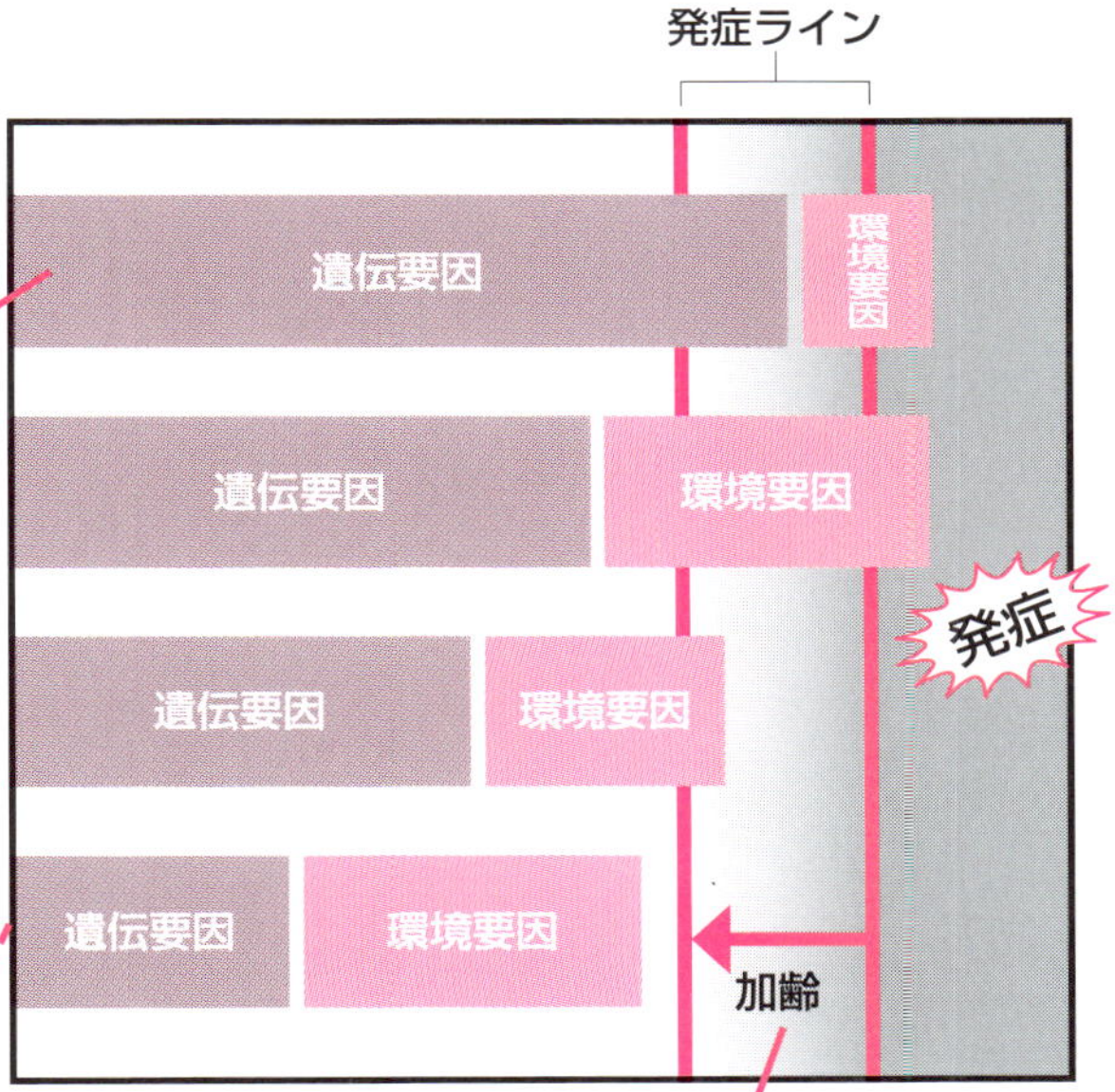

家族性パーキンソン病
多くのリスク遺伝子をもつなど遺伝要因が強く、わずかな環境要因が加わったり、年をとって発症ラインが下がってきたりすると発症する

一般的なパーキンソン病
いくつかのリスク遺伝子があるところに、ほかの要因が加わることで発症する

遺伝要因が少なければ、ほかの要因が重なっても発症には至らない

年齢が高くなるほど、発症の閾値は下がると考えられている

多くの場合、遺伝はしない

多くの場合、パーキンソン病は遺伝しません。遺伝要因と環境要因が複雑に絡み合い、加齢の影響も受けながら発症することが多いからです。

たとえ発症のリスクを高める遺伝子をもっていたとしても、一つひとつのリスク遺伝子は、それだけで必ずパーキンソン病を引き起こすようなものではないとされています。

ただし、少数ではありますが遺伝によって起こることもあります。これを家族性パーキンソン病といい、パーキンソン病全体の五〜一〇%に認められています。

リスク遺伝子はありふれたものかも!?

リスク遺伝子の一つひとつで上がる発症リスクは1.1〜1.5倍程度。リスク遺伝子の多くはありふれたもので、1個くらいあってもなくても、発病の確率はほとんど変わらないといえます。

一般的な経過

上手につきあえば命にはかかわらない

パーキンソン病は、正しい知識をもって上手につきあえば、命にかかわる病気ではありません。現在では、治療の進歩によって健康な人と寿命はほとんど変わらなくなっています。

発病後20年間のモデル例

パーキンソン病は、発病から20年の間に一般的に次のような経過をたどるとされています。ただし、適切な対応によって病気の進行をゆっくりにすることはできます。

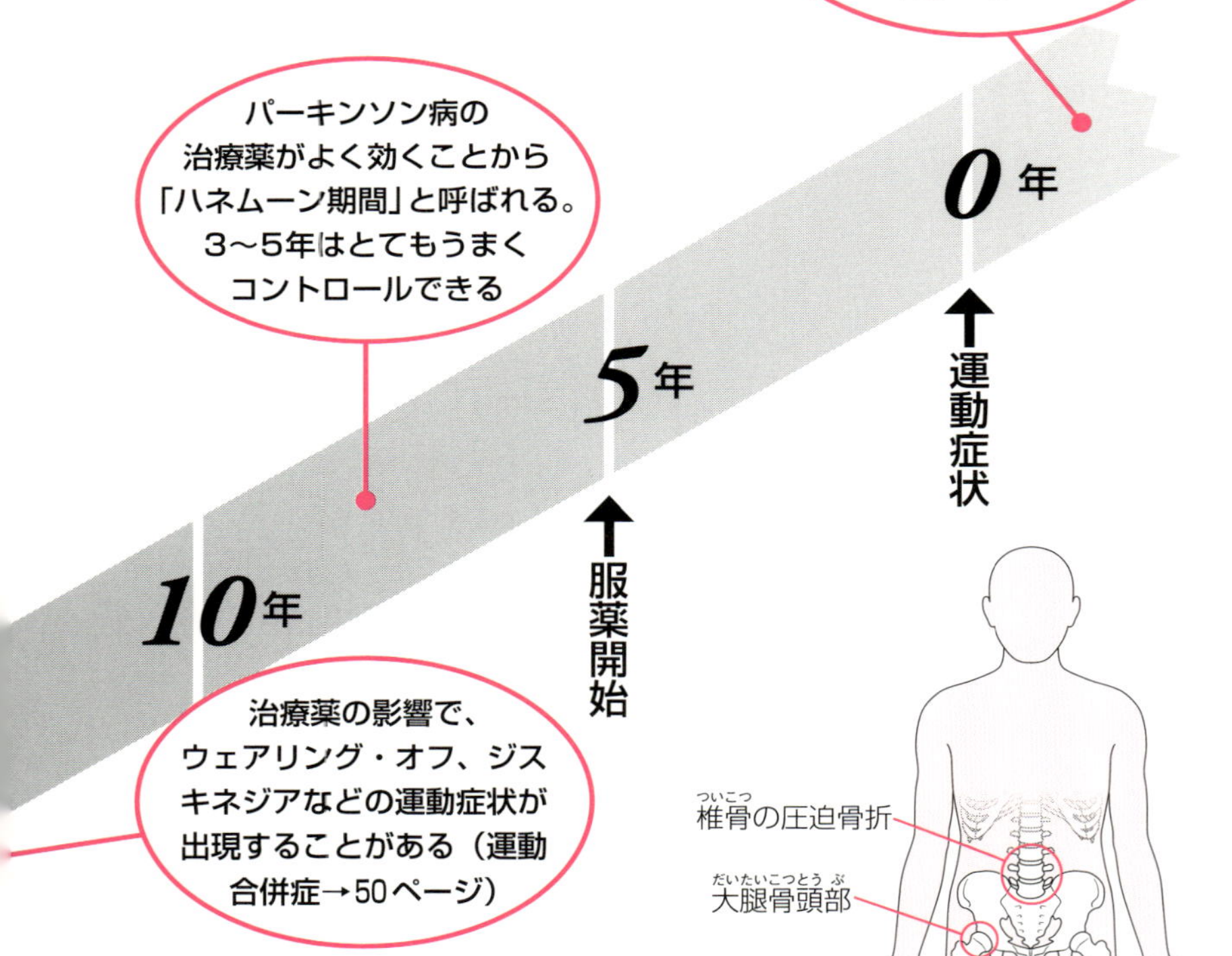
便秘、立ちくらみ、
においや睡眠の障害、うつ、
痛みなどの非運動症状が、
パーキンソン病に特有の
運動症状が起こる
以前に現れる

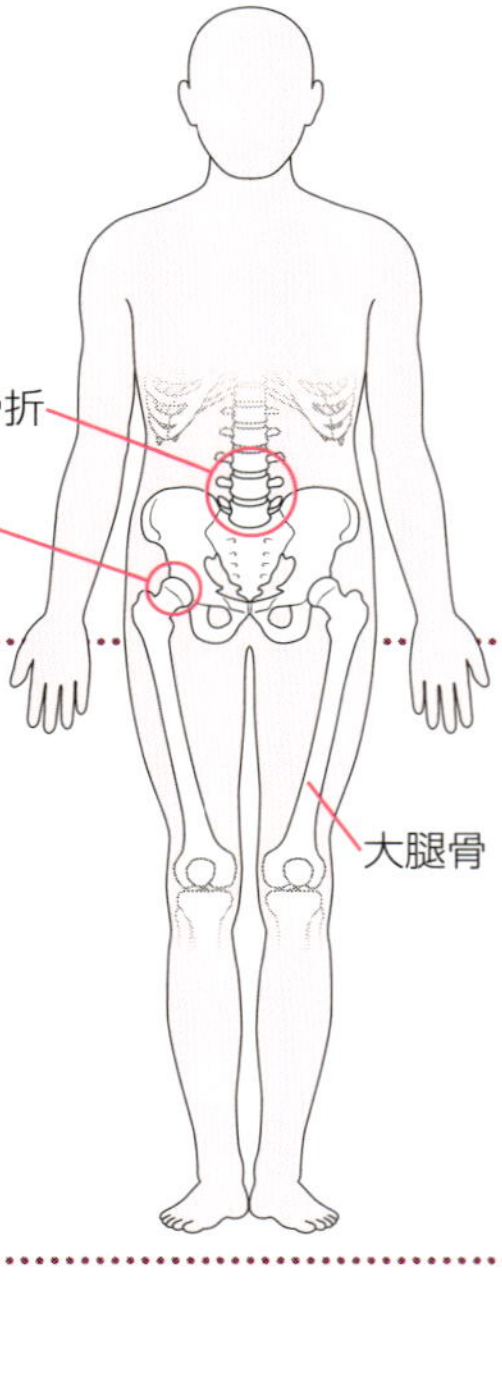

重症化を進める転倒・骨折に要注意

進行期の患者さんは、転びやすくなります。転倒によって大腿骨などを骨折すると、動けない時期が続くため、運動機能が急激に落ちたり、認知機能の低下が起きてきたりすることもあります。

たとえ骨折が治っても、リハビリテーションをうまく進めるのは簡単ではありません。転ばないようにする予防がなによりも大切です。

パーキンソン病自体が死因になることはない

パーキンソン病の場合、病気そのものが直接の原因で亡くなることはありません。

現在では、発症が六〇歳以降であれば、パーキンソン病の患者さんの寿命は、健康な人とほとんど変わらなくなっています。

ただし、病気の進行とともに起こりやすい骨折や肺炎が、間接的に影響して寿命を左右することはあります。この点には十分な注意が必要です。

命にかかわる誤嚥《ごえん》性肺炎

進行期の患者さんは、食べたものを飲み込む嚥下機能の低下が目立つようになります。そのため、雑菌を含んだ食べものや唾液などが気管に入り込むことで起こる「誤嚥性肺炎」をまねきやすくなります。

高齢者の肺炎は命にかかわる危険性が高いため、日頃から誤嚥を防ぐ工夫が必要です。

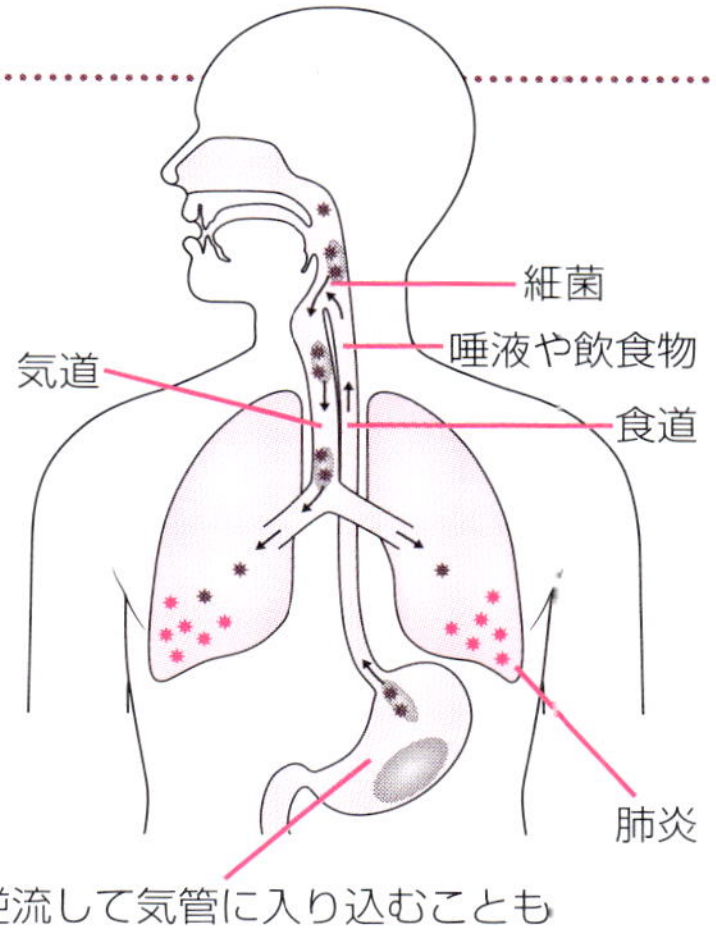
胃内容物が逆流して気管に入り込むことも

▼パーキンソン病の人の死因（鳥取県の場合）

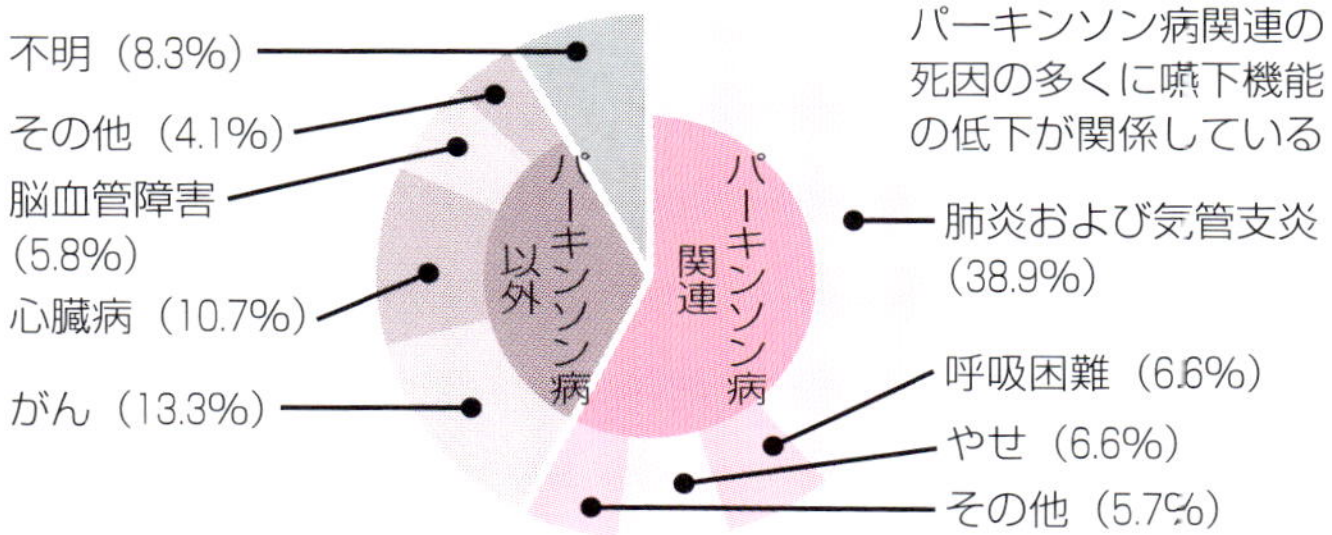

(Nakashima K et al. Eur Neurol 38, Suppl 2, 1997 ; 60-3)

▼発症後の年数と生存率（鳥取県の場合）

診断時点からの生存率を、同年齢の一般人口の生存率と比較。男性は10年を過ぎたあたりから低下。女性は15年後までほとんど差がない

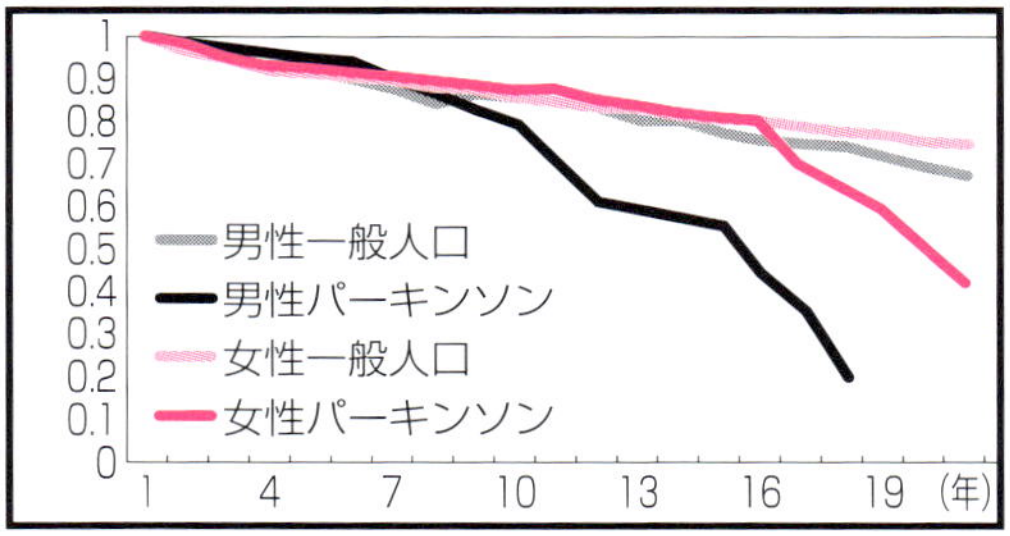

(Nakashima K et al. Eur Neurol 38, Suppl 2, 1997 ; 60-3)

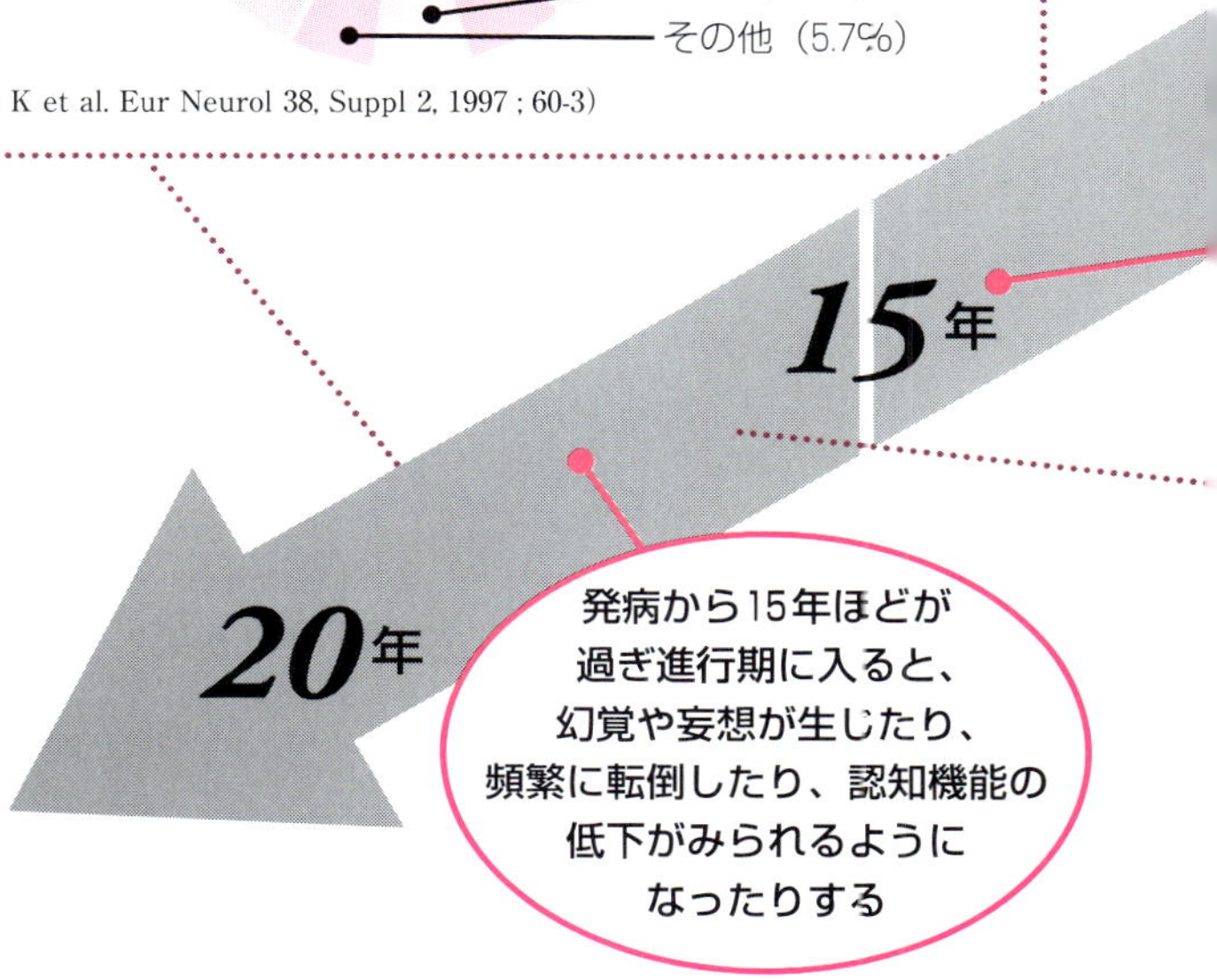

重症度

運動機能の程度で重症度が決まる

パーキンソン病の重症度は、主に運動機能の程度に応じて決まってきます。重症度は、治療法を選んだり医療費の助成を受けたりする際の大事な目安になります。

重症度の決め方

パーキンソン病の重症度は、運動症状や生活機能をもとに決められます。もっとも広く知られているのは「ホーン・ヤールの重症度分類」です。このほか厚生労働省が定めた分類もあります。

ホーン・ヤールの重症度分類

運動機能の程度に応じてⅠ～Ⅴ度までの５段階に分類したもの。症状の現れ方で重症度が分けられています。

治療によって軽くなることも

治療によって症状が改善すれば重症度は下がる

Ⅰ度

体の片側にだけ手足のふるえや筋肉のこわばりがみられる。歩行や、ちょっとした動作が遅くなってくるが、いずれも軽症

Ⅱ度

両方の手足にふるえが起こる。筋肉のこわばりや無動も体の両側に生じるので、日常生活や仕事がやや不便になる。前かがみの姿勢が目立ってくる

厚生労働省の生活機能障害度分類

Ⅰ～Ⅲ度の３段階に分けられています。Ⅰ度がヤールの重症度のⅠ・Ⅱ度、Ⅱ度がヤールのⅢ・Ⅳ度、Ⅲ度がヤールのⅤ度に相当します。

Ⅰ度

日常生活、通院にほとんど介助を必要としない

医療費の助成申請、治療法選びの参考に

パーキンソン病の重症度は評価時の状態で決まるため、重くなる一方ということはありません。たとえばヤールⅢ度の患者さんでも、治療によってⅡ度まで改善したりすることはよくあります。

重症度は、治療法の選択や医療費の助成申請（→39ページ）の際の大事な目安になります。現状の重症度をきちんと評価してもらうためには、診察の際に症状の程度や変化をできるだけ細かく医師に伝えることが大切です。

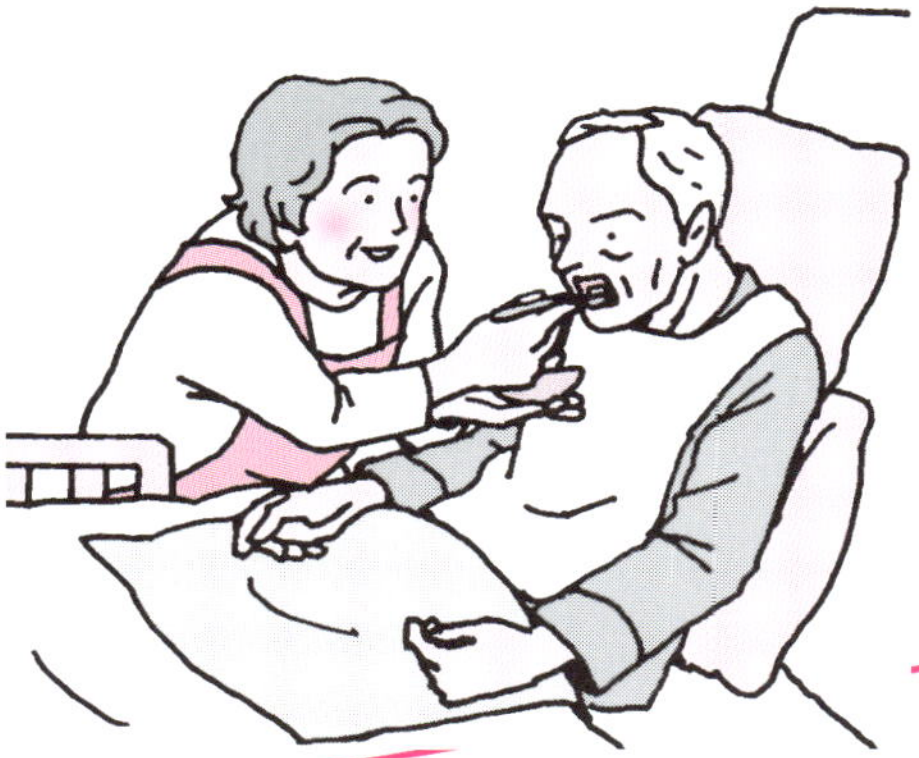

Ⅲ度

小刻みに歩いたり、すくみ足が起きたり、突然タタタタ……と突進したりと、明らかな歩行障害がみられる。バランスをくずしやすく、方向転換するときに転びやすい。日常の活動に制限が出てくるが、介助なしで過ごせ、職種によっては仕事も続けられる

Ⅳ度

立ち上がったり、歩いたりといった動作が自分だけではむずかしくなる。生活のさまざまな場面で部分的な介助が必要になってくる

Ⅴ度

車いすが必要になる。ベッドで寝ていることが多くなる

Ⅱ度

日常生活、通院に部分的な介助が必要になる

Ⅲ度

日常生活に全面的な介助が必要で、自分だけで立ったり、歩いたりすることができない

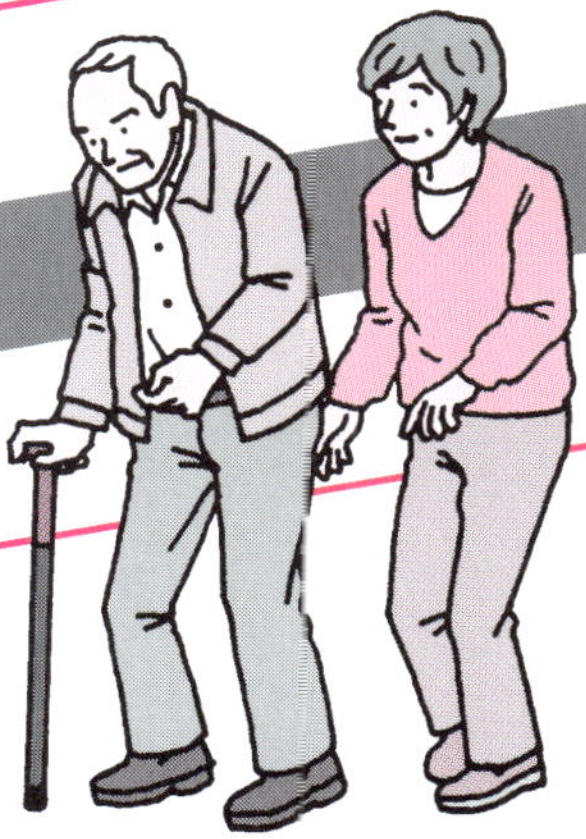

対応の基本

服薬とリハビリ、環境整備でよりよく暮らす

薬を使って病状をコントロールしながら、リハビリで運動機能などの低下を防ぐとともに、安全に過ごせる環境を整えていくことが大切です。

重症化を防ぐ三本柱

パーキンソン病の重症化を防ぐには、薬物療法、リハビリテーション、環境整備の３つが柱になります。この３つがそろって、はじめて十分な効果が期待できます。

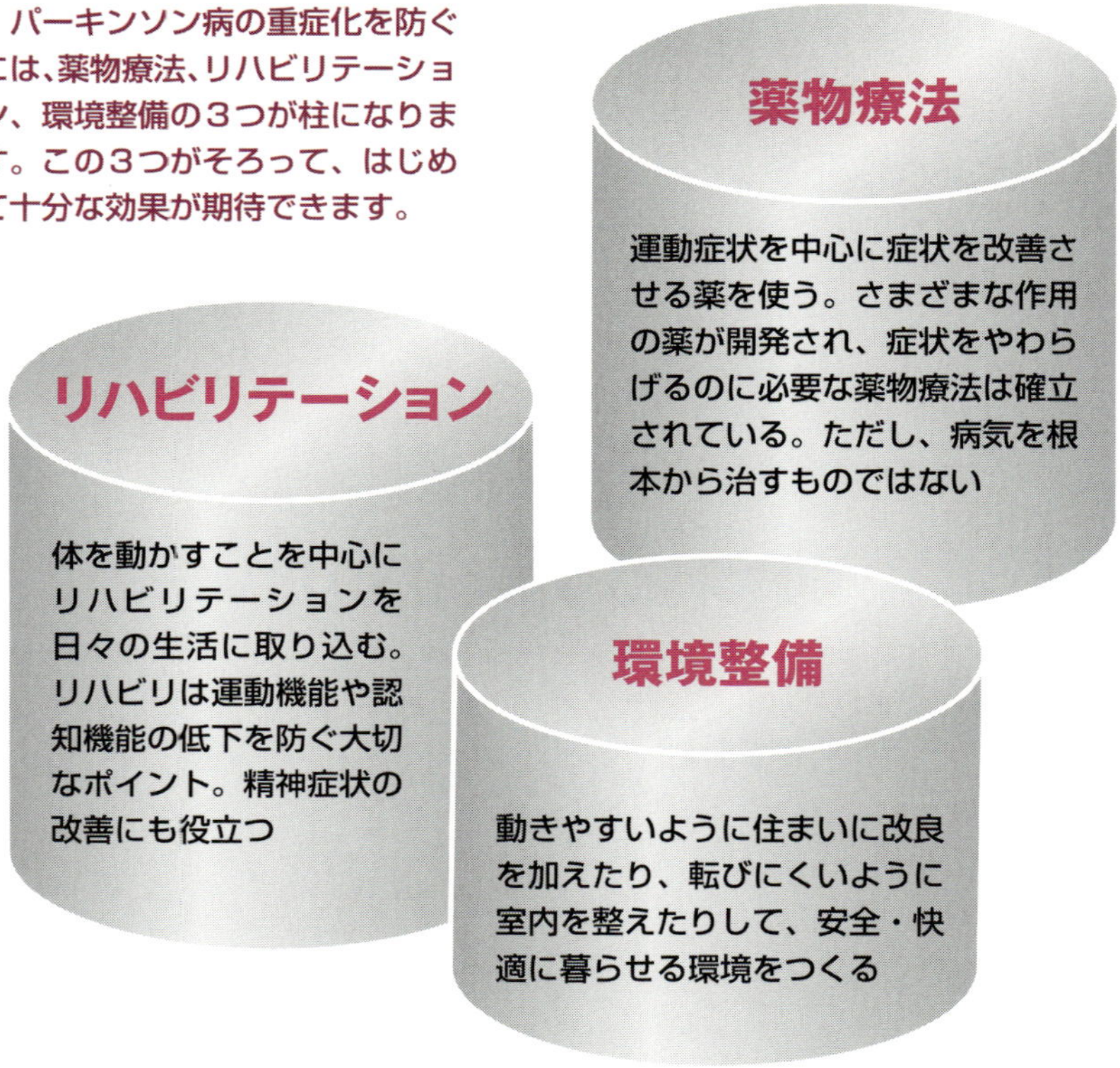
薬物療法
運動症状を中心に症状を改善させる薬を使う。さまざまな作用の薬が開発され、症状をやわらげるのに必要な薬物療法は確立されている。ただし、病気を根本から治すものではない
リハビリテーション
体を動かすことを中心にリハビリテーションを日々の生活に取り込む。リハビリは運動機能や認知機能の低下を防ぐ大切なポイント。精神症状の改善にも役立つ
環境整備
動きやすいように住まいに改良を加えたり、転びにくいように室内を整えたりして、安全・快適に暮らせる環境をつくる

よい状態を長く保てるようになってきている

パーキンソン病を根本から治すことは今のところできません。しかし、適切な対応によって病気を上手にコントロールできれば、よい状態を長く保つことができ、自立した生活を続けることができるようになってきています。

よりよく暮らしていくためには、パーキンソン病治療の専門医のほかに、ふだんから気軽に相談にのってくれるかかりつけ医をもったり、ケアマネジャーなど介護の専門家にかかわってもらったりすることも大切です。患者さんがその時々にかかえる問題を一つひとつ解決していくことで、生活の質を保っていきましょう。

医師や専門職とのかかわり方

パーキンソン病の患者さんの暮らしを支えるうえで欠かせないのが、医師や介護・看護の専門家です。これら専門職の人たちと十分な連携をはかりながら、療養生活を続けていきましょう。

パーキンソン病治療の専門医

神経内科医を主治医とする(→24ページ)。他科を受診する必要があるときは、主治医に紹介状を書いてもらう

ケアマネジャー

どのような介護保険のサービスを利用するか、ケアマネジャーと相談してケアプランを作成。プランにしたがってサービスを受ける

介護保険制度の利用が可能な場合(→38ページ)

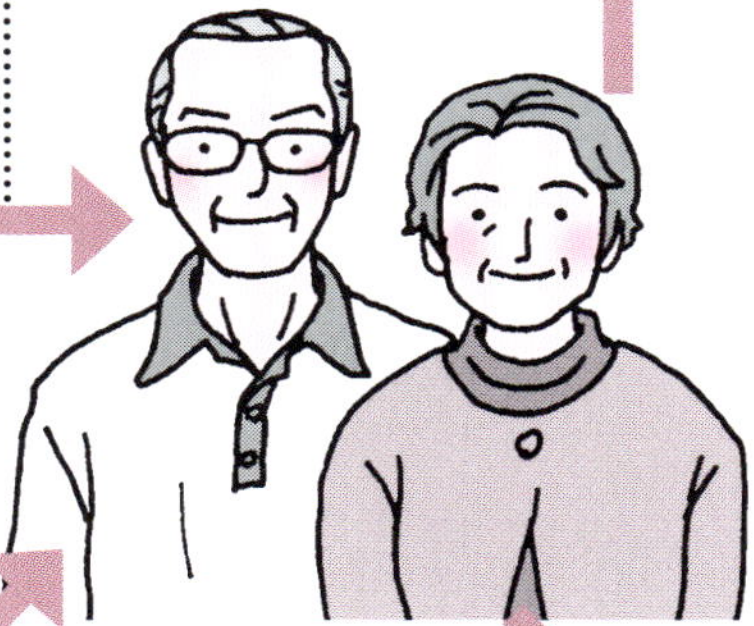

他科の専門医 入院担当医

骨折したときや肺炎を起こしたとき、あるいはほかの病気で専門的な治療や入院が必要になったときは、その病気の専門医や入院担当医に治療してもらう

各種の介護サービス

要支援の人は居宅サービスが利用可能。要介護の人は居宅・施設サービスの一方を選べる

居宅サービス	●訪問型<訪問介護(ホームヘルプ)、訪問入浴介護、訪問看護、訪問リハビリテーション、居宅療養管理指導>
	●通所型・短期入所型<通所介護(デイサービス)、通所リハビリテーション(デイケア)、短期入所生活介護/短期入所療養介護(ショートステイ)>
	●その他<福祉用具の貸与、特定福祉用具購入費の給付、住宅改修費支給、特定施設入居者生活介護>
施設サービス	・介護老人福祉施設(特別養護老人ホーム)
	・介護老人保健施設(老人保健施設)
	・介護療養型医療施設(病院の療養病床など)

近くのかかりつけ医

日常的な健康管理のために、通院しやすい近隣のかかりつけ医をもつとよい。かかりつけ医に、パーキンソン病治療の専門医と連携をとってもらうことが大切

対応の基本

公的な制度の活用で負担は減らせる

症状への心配ばかりでなく、経済面の不安をかかえている人も多いでしょう。
これらを解決するために、行政によってさまざまな支援制度が用意されています。

利用できる制度をみつけよう

年齢や重症度、所得などによって受けられる支援の種類や内容は異なります。住んでいる市区町村の担当窓口や最寄りの保健所などに問い合わせ、まずは利用できる制度をみつけてみましょう。

40歳以上なら介護保険でサービスを受けられる

パーキンソン病の場合、40歳以上であれば介護保険制度によるサービスの利用が可能です。申請後、なんらかの支援や介護が必要と認められれば、認定された要介護度に応じた限度額の範囲内で、費用の１割を払って介護サービスを受けることができます。

具体的なサービス内容は、ケアマネジャーと相談して決めるのが一般的です。

地域包括支援センターで相談を

介護保険制度などの利用について不明な点があるときは、住んでいる市区町村にある「地域包括支援センター」に相談しましょう。ケアマネジャー、保健師、社会福祉士など、さまざまな専門家がチームで対応してくれます。

自己負担額を軽くする制度もある

医療費も介護保険サービスの利用料にも一定の自己負担額があります。難病認定を受けたり身体障害者手帳の交付を受けたりすれば、医療費の助成が受けられる場合があります。

いずれにも当てはまらない場合でも、世帯あたりの自己負担額が所得によって決められた限度額を超えた場合は、超えた金額が「高額療養費」や「高額介護サービス費」として払い戻される制度があります。

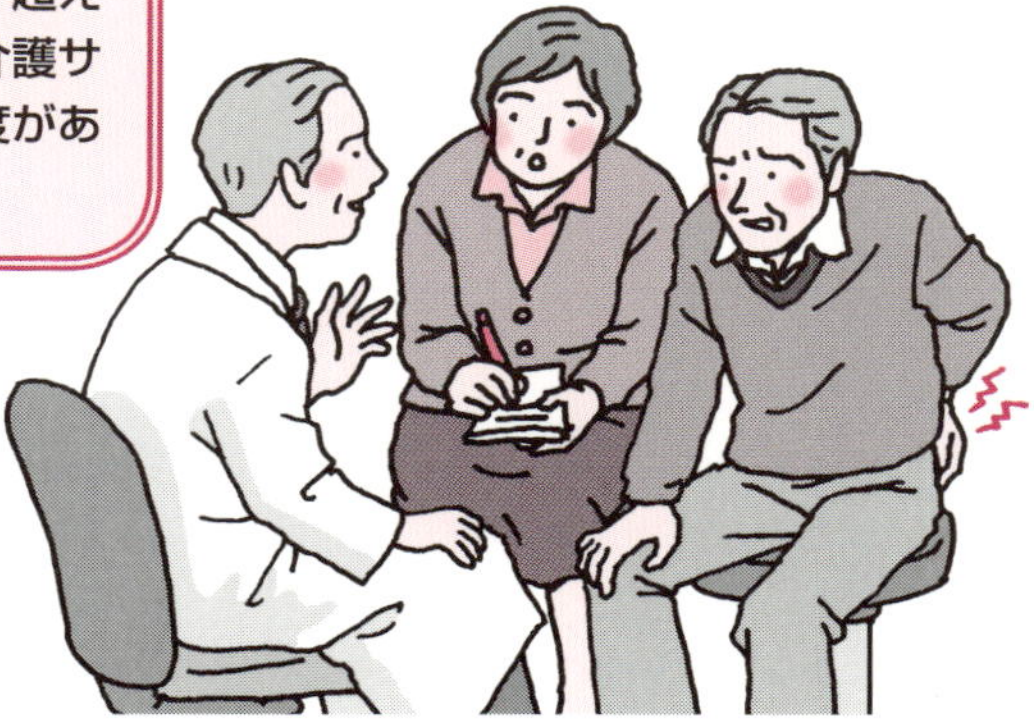

医療費助成を受けられるかどうかは重症度がひとつの目安。主治医に相談してみよう

長い療養生活だからこそ、積極的に利用しよう

パーキンソン病は、きちんと対応すれば病状をコントロールでき、寿命を全うすることが可能です。半面、療養生活が長くなるため、心身面でも経済面でも負担が大きくなりがちです。

公的な支援制度を積極的に活用して、できるだけ日常的な負担を軽くしていきましょう。

重症度が高ければ「難病医療費助成制度」による難病認定を受けよう

パーキンソン病に関連する医療費の一部が収入に応じて公費で負担されます。

ホーン・ヤール重症度Ⅲ以上が対象です。軽症者でも高額負担の場合は申請できるようになりました。

身体障害者手帳が交付されればサービスの幅が広がる

さまざまな介護サービスが用意されていますが、介護保険の対象になる人は、そちらの介護サービスの利用を優先させるのが決まりです。

ただし、手帳が交付されると、パーキンソン病以外での医療費が高額で、自己負担額が一定額を超えてしまった場合の医療費助成に加え、経済的な支援（特別障害者手当、障害基礎年金など）、税金の減免、交通運賃の割引、公共住宅への優先入居や住宅の建築・購入にかかわる融資など、さまざまなサービスを受けられる可能性があります。

難病相談・支援センターも相談先のひとつ

原因が不明で治療法が確立していない難病。その患者さんや家族の日常生活の悩みや不安を解消するための支援をおこなっている施設で、各都道府県に１ヵ所ずつあります。パーキンソン病の人や家族の相談にものってくれます。

▼事業内容

・電話相談
・面接相談
・患者の交流会などの推進
・就労支援

詳しくは
http://www.nanbyou.or.jp/

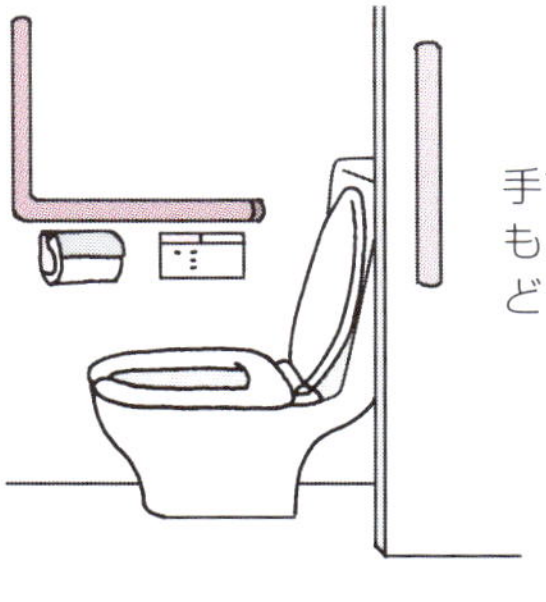

手すりを設置するときなども、公的な制度が使えるかどうか確認しておくとよい

iPS細胞で根治が可能になる?

期待されているが課題も多い

パーキンソン病の進行を抑えたり止めたりする、根治的な治療法の研究も進められています。なかでも期待がふくらんでいるのが、iPS細胞（人工多能性幹細胞）でドパミン神経細胞をつくり、それを脳に移植してドパミン不足を解消する方法です。

しかし、すぐに治療に応用できるかというと、そう簡単ではありません。移植細胞が異常増殖したり、ドパミンが過剰になる心配がありますし、予後をもっとも大きく左右する転倒、嚥下障害、認知機能低下などは、これだけでは防げないという指摘もあります。

パーキンソン病の治療法として確立するまでには、まだまだ高いハードルがいくつもありそうです。

▼試みられている主な方法

α-シヌクレインを標的にした方法

免疫システムに働きかけるなどして、神経細胞を障害するα-シヌクレインの凝集・蓄積を防止する方法、異常化したα-シヌクレインの拡がりを止める方法が開発中

iPS細胞など再生医学を応用する方法

胎児由来の細胞を脳に移植するなど、再生医学の応用はすでにいくつか試されている。そのなかで自分自身の体の細胞からつくるiPS細胞の技術は、拒絶反応の心配がなく、倫理的にも問題がない方法で画期的。iPS細胞をもとにドパミン神経細胞をつくることは成功している

遺伝子治療

遺伝子を注入して、ドパミン合成を高めようとする試みや、神経の変性を防ぐ栄養因子の合成を高めようという試みがある

3

薬や手術で上手にコントロール

パーキンソン病の治療は薬物療法が中心です。
一方で、病気との長いつきあいのなかで
手術が治療の大事な選択肢になってくる人もいます。
薬や手術のことをよく知って、
症状を上手にコントロールしていきましょう。

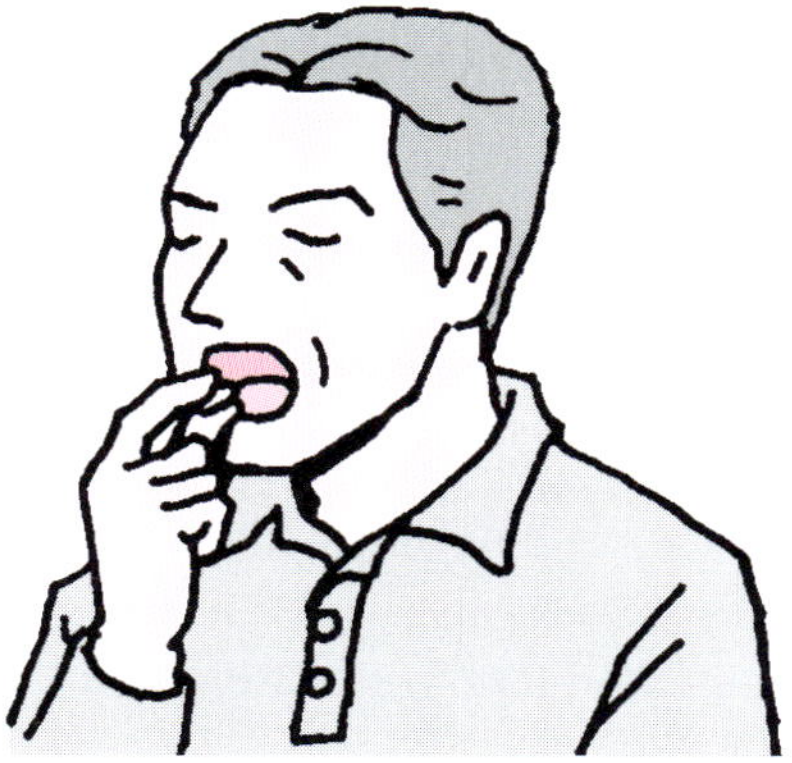

薬物療法の基本

困った症状のコントロールが治療の基本

パーキンソン病の治療は薬物療法が中心になります。運動症状などの困った症状を、薬を使ってコントロールしていくことは十分に可能です。

まずは運動症状をきちんと管理する

パーキンソン病を根本から治す治療法はまだありませんが、薬物療法がとても有効な病気です。病気が進んでも、治療薬の工夫でかなりの症状を改善させることが可能になっています。

まずは運動症状の改善を目指してドパミン補充療法を進めていきます。運動症状がきちんと管理できると、非運動症状も改善しやすくなります。

よりよい状態で日常生活を維持していくためには、患者さん本人の「自ら治療に参加する」という意識が大切です。主治医と必要な情報を共有し、同じ認識のもとで治療を進めていきましょう。

目標と手段を見定めよう

パーキンソン病とのつきあいは長く続きます。よりよい状態を長く保つことを目標に、治療を進めます。

ドパミン補充療法
多彩な運動症状はドパミンの減少が引き起こすもの。減少したドパミンを薬で補うことで運動症状を改善させる

服薬内容の見直し
運動症状の改善が不十分だったり、治療薬の影響で新たな症状が出てきたりした場合には、服薬内容を見直す

ドパミン補充療法をきちんとおこなうことで、非運動症状も改善しやすくなる

とくに困っている症状は個別に対応する
（→4、5章）

よりよい状態を長く保つ

薬の成分は全身に行き渡る

口から飲む内服薬でも皮膚に貼る貼付《ちょうふ》薬でも、注射薬でも、体に取り込まれた薬の成分は全身に行き渡ります。ただし、脳にすべての成分が届くわけではありません。

内服
貼付
注射

胃を通過する
↓
腸で吸収される
↓
肝臓で代謝（分解）される
↓
血液に溶け込み、全身に運ばれる
↓
肝臓に戻る
↓
腎臓で処理される
↓
体外に排出される

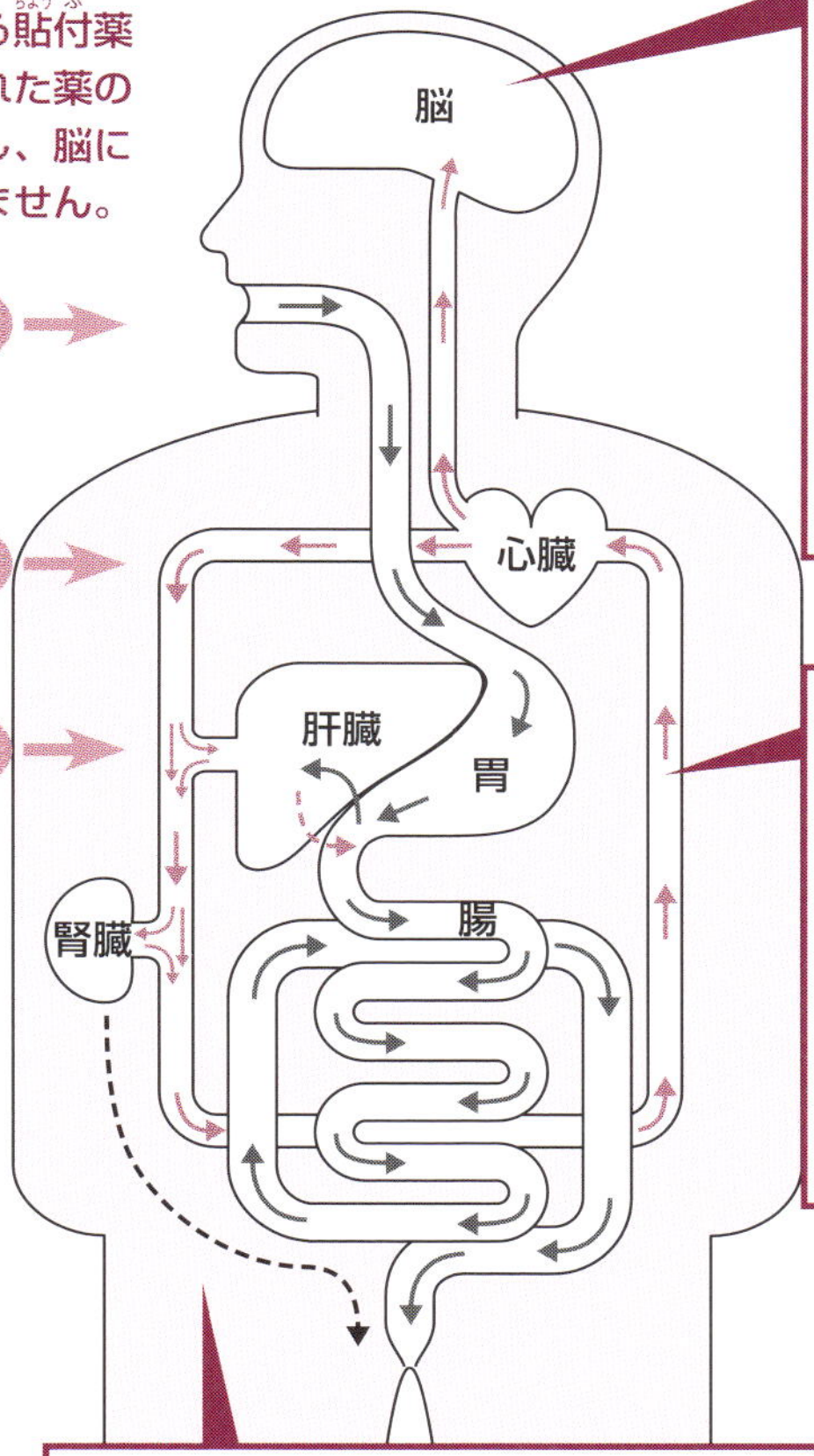

脳の組織には「関所」を通れる成分しか入れない

血液と脳の組織の間には、血液脳関門という関所があります。血液にのって運ばれてきた成分はここで取捨選択され、一部のもののみ脳内に取り込まれます。

血中濃度を一定範囲に保つことが大切

薬の効果を安定して持続させるためには、血液中の薬の濃度をできるだけ長い時間、一定範囲に保つことが重要です。

飲み始めに起こりやすいこと

一般的にパーキンソン病の治療薬は、飲み始めのころに不快な作用（副作用）が出ることがあります。多くは一時的なものですが、続くようなら医師に相談しましょう。

吐き気	比較的起きやすいが、続けて内服しているうちに慣れてしまうことが多い
ふらつき	病気自体の症状として出ることもある。起き上がりや立ち上がりに注意
尿の色	薬の種類によっては、尿の色が黒ずんだり、鮮やかなオレンジ色になったりするが、とくに心配はいらない

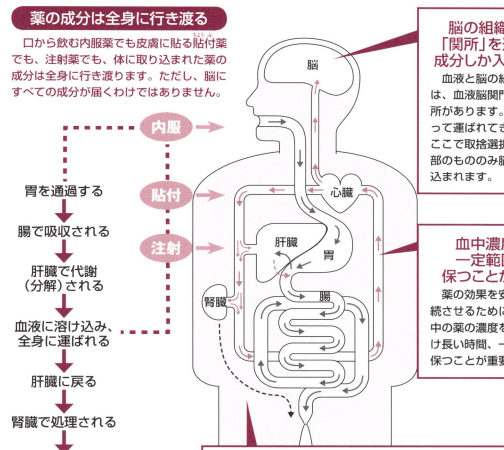

薬物療法の進め方

ドパミン補充療法で体の動きをよくする

パーキンソン病の薬物療法は、ドパミン補充療法を基本に進めていきます。脳内のドパミン不足を薬で補い、運動症状を改善させ、体の動きをよくする治療法です。

ドパミン不足を薬で補う

脳内のドパミン不足を補うために、ドパミンそのものを増やす薬を使ったり、ドパミンと同じように線条体の神経細胞を刺激する薬を使ったりするのが、ドパミン補充療法です。

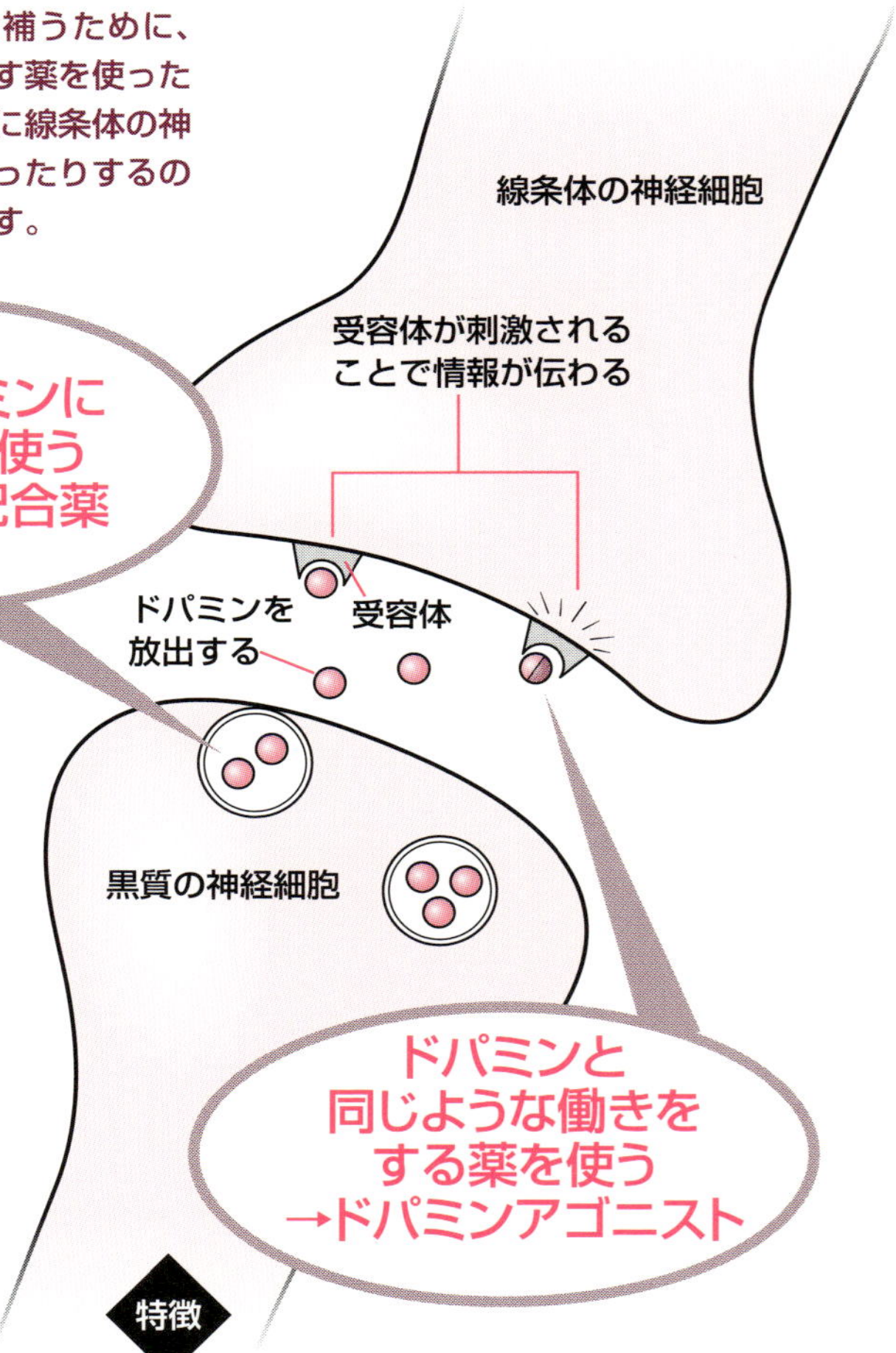

体内でドパミンに変わる薬を使う→レボドパ配合薬

特徴

- 運動症状を改善させる効果が高く、即効性がある
- 病気が進んでも、一定の効果がある
- 長く使っていると、薬の効果の持続時間が短くなり、運動合併症が現れやすい（→50ページ）

ドパミンと同じような働きをする薬を使う→ドパミンアゴニスト

特徴

- 運動症状改善の効果はレボドパ配合薬よりマイルドで、効果が出るまで時間がかかる
- 薬の効果が持続する時間は比較的長い
- 運動合併症が出にくい
- 食欲不振、吐き気、むくみ、眠気、幻覚などの副作用はレボドパ配合薬より現れやすい
- 病状が進むと、ドパミンアゴニストだけでの治療はむずかしい

早期治療の進め方

パーキンソン病は、早期の段階から薬物療法を始めます。「パーキンソン病診療ガイドライン 2018」に沿って、以下のように治療を進めるのが一般的です。

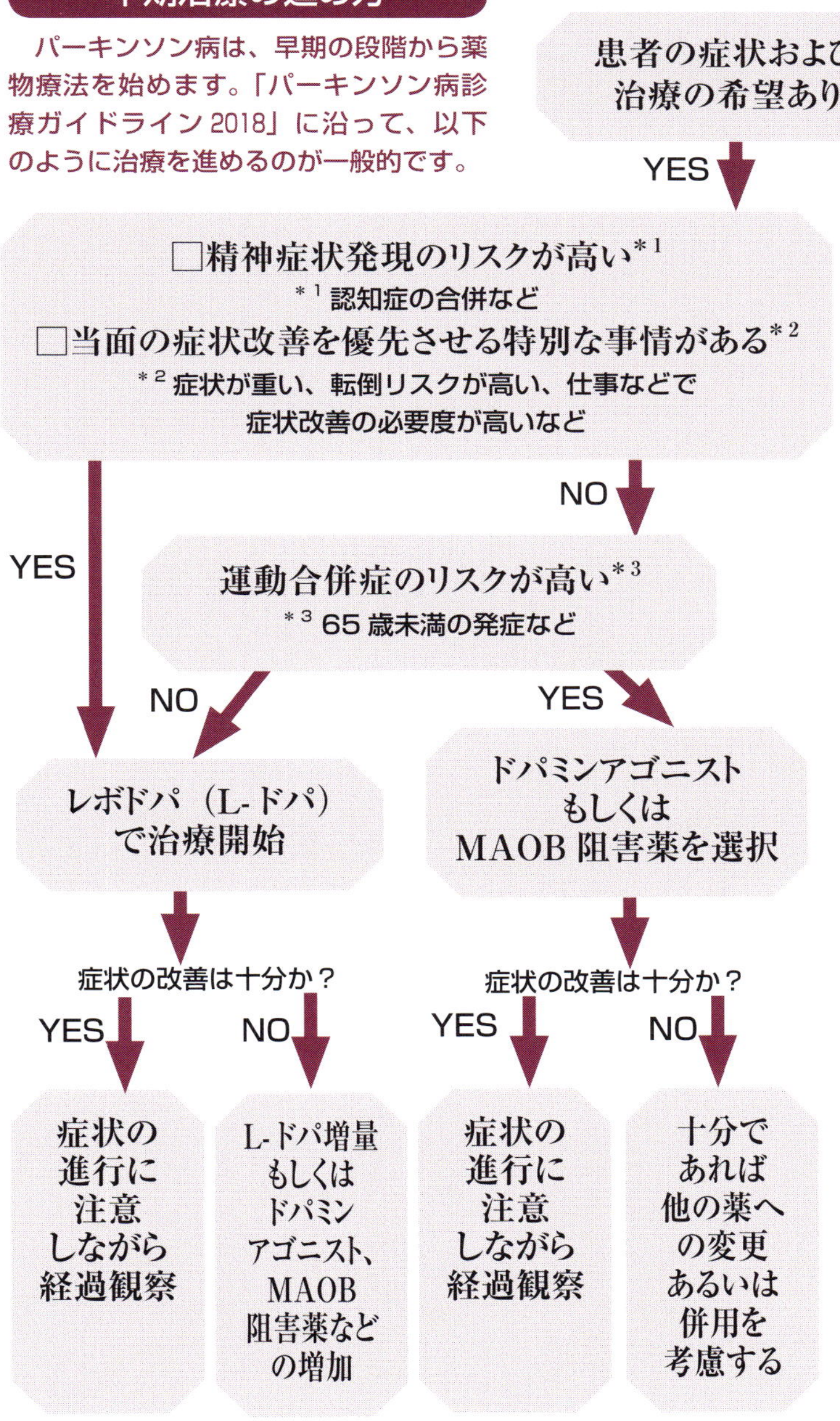

（日本神経学会『パーキンソン病診療ガイドライン 2018』をもとに作成）

早期の段階から服薬を始める

パーキンソン病では、運動症状が出ていれば早い段階から薬物治療を始めるのがよいとされています。早期の段階であればあるほど症状は改善しやすく、その後も症状の経過に合わせて薬を調節することで、動きやすい状態を維持しやすいと考えられているからです。症状があるのに薬を使わずにがまんしても、メリットはありません。

ただし、個々の患者さんによって初診時の症状などはそれぞれ異なるので、治療開始のタイミングも患者さんによって異なるのが普通です。

主役はレボドパ配合薬とドパミンアゴニスト

ドパミン補充療法に用いるドパミン系薬剤は、レボドパ配合薬とドパミンアゴニストの二種類に大別されます。それぞれの特徴をいかしながら、最適な服薬内容を決めていきます。

レボドパ配合薬

レボドパと、レボドパをドパミンに分解する血液中の酵素の働きを抑える薬を混ぜた薬です。

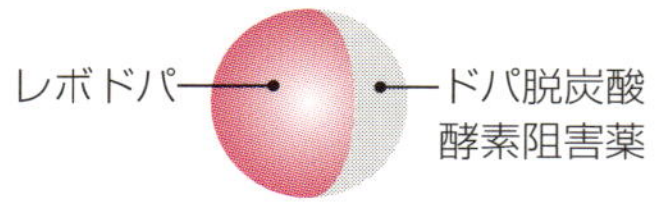
レボドパ
ドパ脱炭酸
酵素阻害薬

レボドパ配合薬が効くしくみ

ドパミンをそのまま飲んでも脳の中に届きません。そこで、脳に入り込んだあとにドパミンに変化するレボドパ（L-ドパ）を治療に用います。

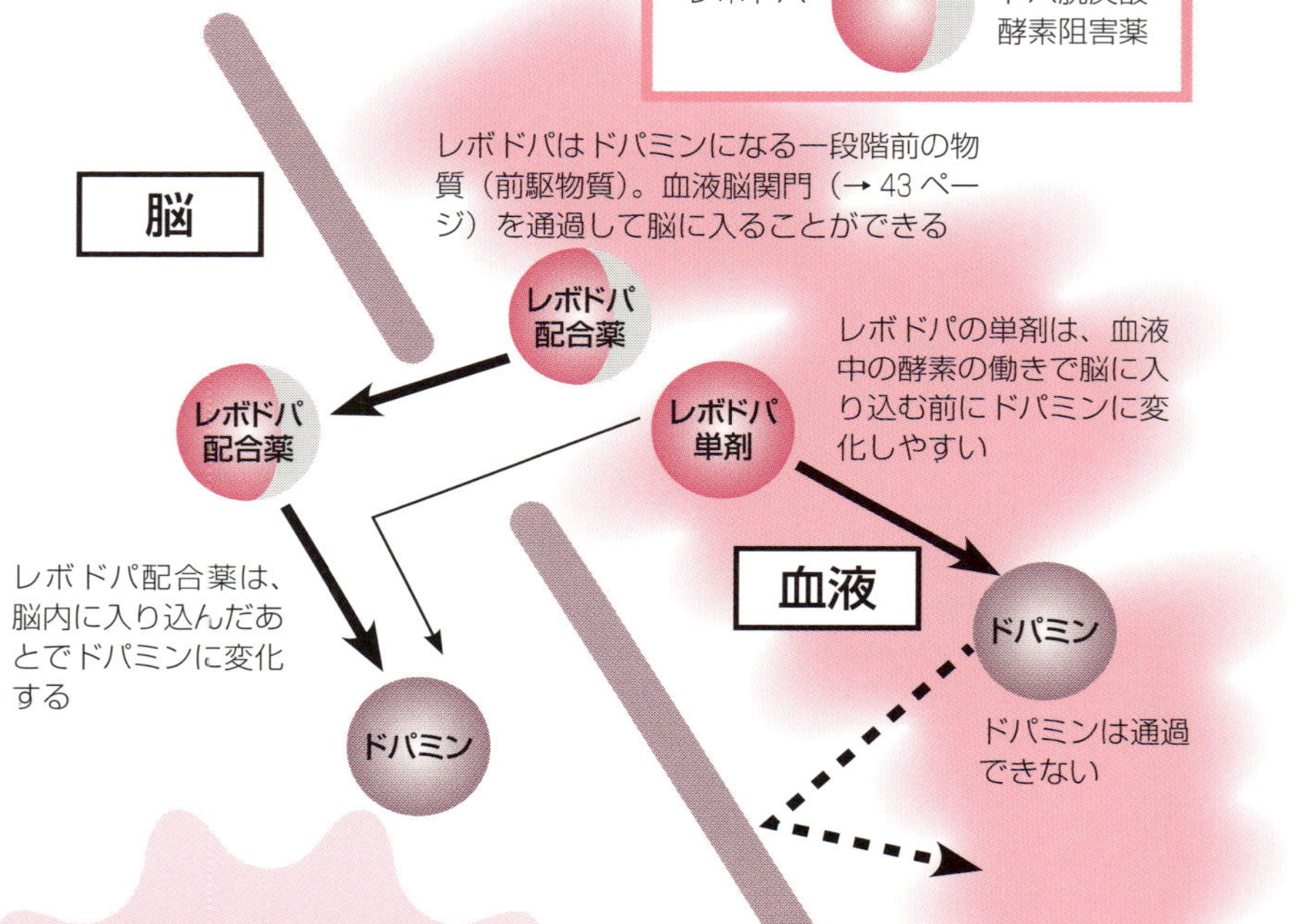
脳
血液
レボドパはドパミンになる一段階前の物質（前駆物質）。血液脳関門（→43ページ）を通過して脳に入ることができる
レボドパ配合薬
レボドパ配合薬
レボドパ単剤
レボドパの単剤は、血液中の酵素の働きで脳に入り込む前にドパミンに変化しやすい
レボドパ配合薬は、脳内に入り込んだあとでドパミンに変化する
ドパミン
ドパミン
ドパミンは通過できない

問題が生じたら…

レボドパ配合薬はよく効く薬ですが、病気の初期から長期にわたって大量のレボドパを使うと、薬の効果が弱まったり、薬が誘発する運動合併症をまねいたりすることがあります。こうした弱点を補う薬がドパミンアゴニストです。また、胃ろうからレボドパを持続的に注入する方法もあります（→52ページ）。

▼レボドパ配合薬

一般名	主な商品名
レボドパ／カルビドパ配合薬	メネシット、ネオドパストン
レボドパ／ベンセラジド配合薬	マドパー、ネオドパゾール、イーシー・ドパール
レボドパ／カルビドパ水和物	デュオドーパ

ドパミンアゴニスト

ドパミンではありませんが、ドパミン受容体に結合し、神経細胞を刺激する薬です。

レボドパ配合薬の弱点を補うのに有効ですが、副作用など気になる面もあります。使うかどうかは患者さんそれぞれの状況を考えながら決めます。

▼使用前に検討すること

心臓や肺の状態

麦角《ばっかく》系アゴニストの長期服用で、心臓弁膜症や肺の病気が起きてくることがある。ただし、用量を守れば起こりにくく、万が一生じても定期検査で早期発見が可能

年齢・症状

→ 45 ページ

経済力

レボドパ配合薬にくらべ薬の価格が高め。経済的な負担も考えておく

自動車運転の必要性

突発的に眠り込む副作用が出ることがあるので、服用するなら運転は避ける。とくに非麦角系アゴニストで生じやすい

▼ドパミンアゴニストの種類

＊徐放剤

分類	一般名	主な商品名
麦角系アゴニスト	ブロモクリプチン	パーロデル
	ペルゴリド	ペルマックス
	カベルゴリン	カバサール
非麦角系アゴニスト	タリペキソール	ドミン
	プラミペキソール	ビ・シフロール、ミラペックスLA＊
	ロピニロール	レキップ、レキップCR＊ ハルロピテープ（貼付剤）
	ロチゴチン	ニュープロパッチ（貼付剤）
	アポモルヒネ	アポカイン（注射剤）

種類や量は症状をみながら調整する

ドパミン補充療法に、どの種類の薬をどのくらい使うかは、患者さんの症状や年齢、生活状況などによって決められます。

また、症状の経過をみながら、できるだけ少ない副作用で十分な効果が上がるように、いくつかの種類の薬を組み合わせるなどの調整も必要です。

服薬の急な中止は危険

薬を飲み忘れたとき、いずれのタイプの薬でも症状の悪化がひどくなければ飲み忘れた分は飲まず、次に予定した服薬時刻から再開します。動けないほどなら、その時点で服薬を。

パーキンソン病の薬は、急に飲むのをやめたり、極端に飲む量を減らしたりすると、悪性症候群をまねくおそれがあります。薬の急な中止は絶対に避けましょう。

手術などで服薬を一時的に中止しなければならないときは、必ず主治医に相談してください。

【悪性症候群】
症状が急激に悪化し、体が急に硬直したようになって、高熱が出て、意識障害などが起こる危険な状態。すぐに医療機関へ

さまざまな目的で薬を追加することも

レボドパ、ドパミンアゴニスト以外にも薬があります。それぞれに特有の利点があり、副作用を分散させ、効果を高めることを期待して使います。

追加される薬のいろいろ

病気の進みぐあい、困っている症状や運動合併症の程度などに応じ、レボドパ、ドパミンアゴニストにプラスしたり、単独で使ったりします。

ドパミン補充療法の効果を高める

ドパミン系薬剤といっしょに使うことで、治療効果を高められます。単独で使っても有効な薬もあります。レボドパ配合薬の効果が弱くなってきたときに追加されることがあります。

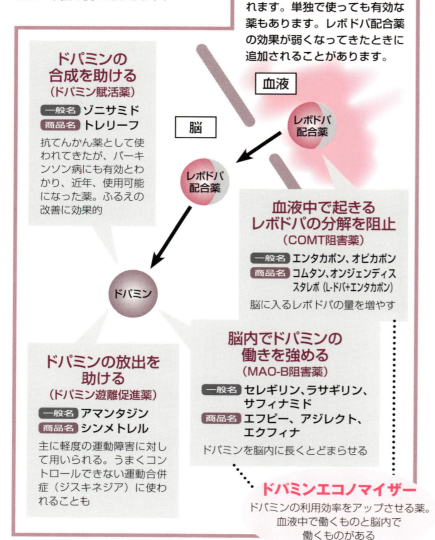

ドパミンの合成を助ける（ドパミン賦活薬）

一般名 ゾニサミド
商品名 トレリーフ

抗てんかん薬として使われてきたが、パーキンソン病にも有効とわかり、近年、使用可能になった薬。ふるえの改善に効果的

血液中で起きるレボドパの分解を阻止（COMT阻害薬）

一般名 エンタカポン、オピカポン
商品名 コムタン、オンジェンティス
スタレボ（L-ドパ+エンタカポン）

脳に入るレボドパの量を増やす

ドパミンの放出を助ける（ドパミン遊離促進薬）

一般名 アマンタジン
商品名 シンメトレル

主に軽度の運動障害に対して用いられる。うまくコントロールできない運動合併症（ジスキネジア）に使われることも

脳内でドパミンの働きを強める（MAO-B阻害薬）

一般名 セレギリン、ラサギリン、サフィナミド
商品名 エフピー、アジレクト、エクフィナ

ドパミンを脳内に長くとどまらせる

ドパミンエコノマイザー

ドパミンの利用効率をアップさせる薬。血液中で働くものと脳内で働くものがある

レボドパの使いすぎを抑えるために必要

長期的な影響を考えると、やみくもにレボドパの量を増やしていくわけにはいきません。そのため、治療の過程ではその他の薬剤の使用も必要になってきます。

薬の組み合わせを工夫することで、長期間にわたる良好なコントロールをはかっていくのです。

非運動症状に対する薬は必要最小限で

ある症状を改善させる薬が、別の症状を強めてしまうこともあるため、薬の使用は最低限に抑えるのが基本です。

治療薬の見直し

●運動症状に対する治療が十分でない場合に、あるいは薬の副作用として非運動症状が現れることもある

●運動症状は薬でしっかりコントロール。ほかの薬はできるだけ使わない

リハビリと生活改善を

運動を中心にしたリハビリや、生活の工夫でよくなる症状も多い

別ルートから改善をはかる

ドパミン以外の神経伝達物質や神経系に働きかけることで、症状の改善をはかるタイプの薬もあります。

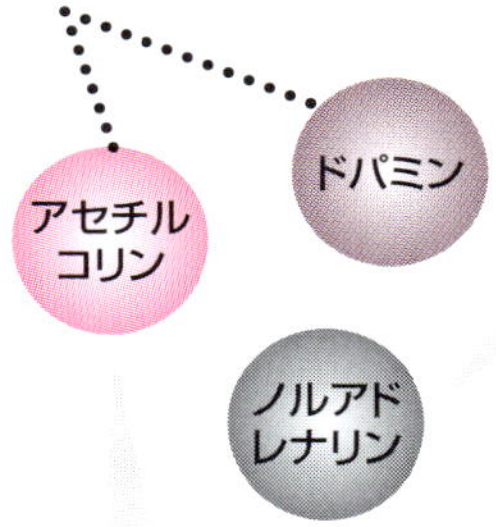
ドパミンが減ると、アセチルコリンとのバランスが悪くなる
パーキンソン病では、脳内のノルアドレナリンも減っている

ノルアドレナリン不足を補う
（ノルアドレナリン前駆物質）

一般名 ドロキシドパ
商品名 ドプス

脳内でノルアドレナリンに変わり、ノルアドレナリン不足を補う。すくみ足や、非運動症状の立ちくらみを改善する効果がある

アセチルコリンの働きを抑える
（抗コリン薬）

一般名 トリヘキシフェニジルなど
商品名 アーテン、トレミンなど

脳内のアセチルコリンの働きを抑えて、ドパミンとのバランスを整える。ふるえを改善する

レボドパ配合薬の効果が弱くなったときに使える新しい薬
（アデノシンA_{2A}受容体阻害薬）

一般名 イストラデフィリン
商品名 ノウリアスト

ドパミンの減少で起きやすい、神経系の異常な興奮を抑える薬。ウェアリング・オフの改善に有効とされる

長期服薬の影響

薬の効きすぎ、効果切れで現れる症状に注意

レボドパ配合薬を何年も飲んでいると、これまでになかった運動症状が現れたり、薬が効かない時間帯が生じて動けなくなったりすることがあります。これを運動合併症といいます。

長期服薬で起きやすい運動合併症

気になる症状が出てきたら、服薬内容の見直しが必要です。

くねくね動く
（ジスキネジア）

手足や肩がくねくね動く、体幹が前後に揺れる、口や舌がもぐもぐ、ぺちゃぺちゃ動くなど、体が勝手に動いてしまいます。薬が効きすぎる時間帯に起こりやすくなります。

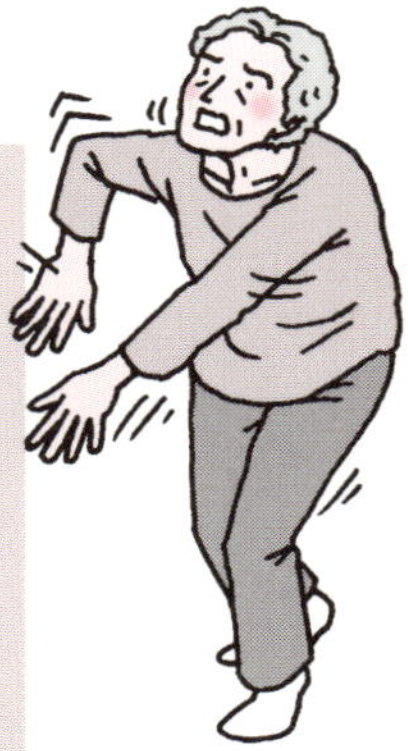

患者さん本人は苦にしていないこともある

体が突っ張る
（ジストニア）

薬の効きすぎで突っ張るような姿勢になることも。足が内側に曲がり、足の親指は反って他の指は足底側に曲がった状態が続き、しばしば痛みをともないます。

薬が効かない時間がある
（ウェアリング・オフ）

何年も服薬を続けるうちに、飲んで2～3時間すると薬の効果が薄れて急に動作が緩慢になったり、ふるえが起きたりする現象がみられることがあります。

▼発生割合

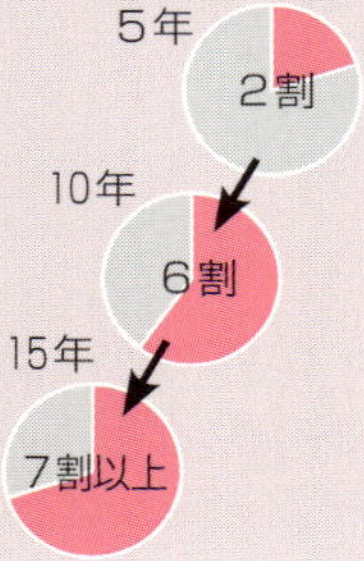

すくみ足

歩くときに足が前に出にくくなり、同じところで小刻みにステップを踏み、なかなか前に進めなくなることも。

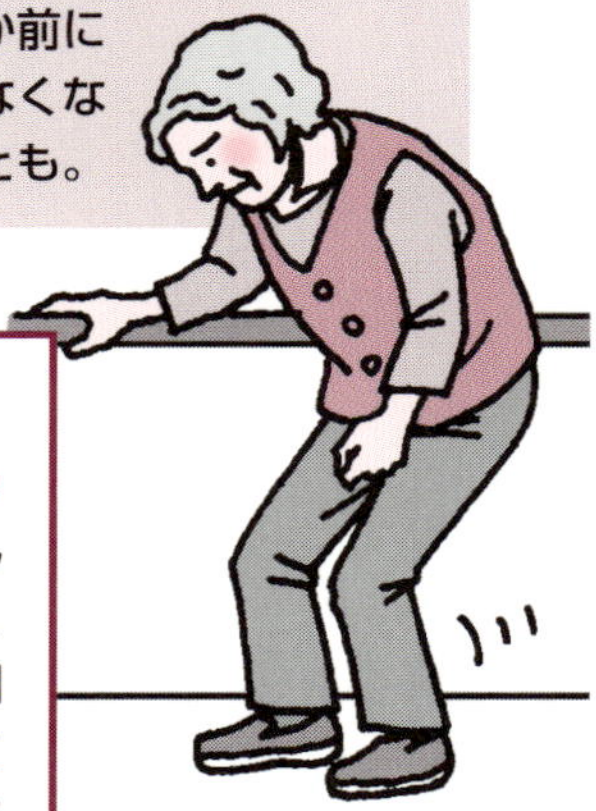

すくみ足はウェアリング・オフ時に現れやすい症状のひとつ

服薬時間と無関係に「オフ」が起こることも

服薬期間の長い患者さんは、薬が効いている時間帯、薬の効果が切れる時間帯に関係なく、急に動けなくなることがあります。「オン・オフ現象」と呼ばれるこの現象がなぜ起きるのか、その原因はよくわかっていません。

症状の変動が出やすくなる

レボドパでの治療開始後しばらくは、一日中ほぼ同じ調子で体を動かせるようになります。けれど、

薬の血中濃度が急変する

パーキンソン病では、病気が進むにつれて、血液中に取り込まれたレボドパの濃度の上昇と、その後の減少が急激に起こりやすくなります。そのため、薬が効きすぎたり効かなくなったりする時間帯が現れやすく、症状も変動しやすくなります。

▼パーキンソン病初期

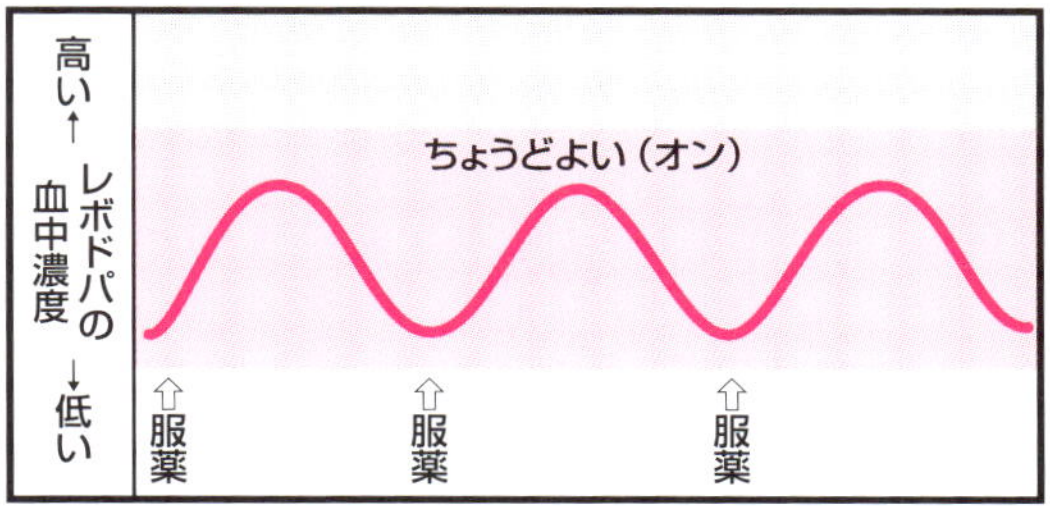

服薬開始後数年間は、適切な治療効果を得やすい

▼パーキンソン病進行期

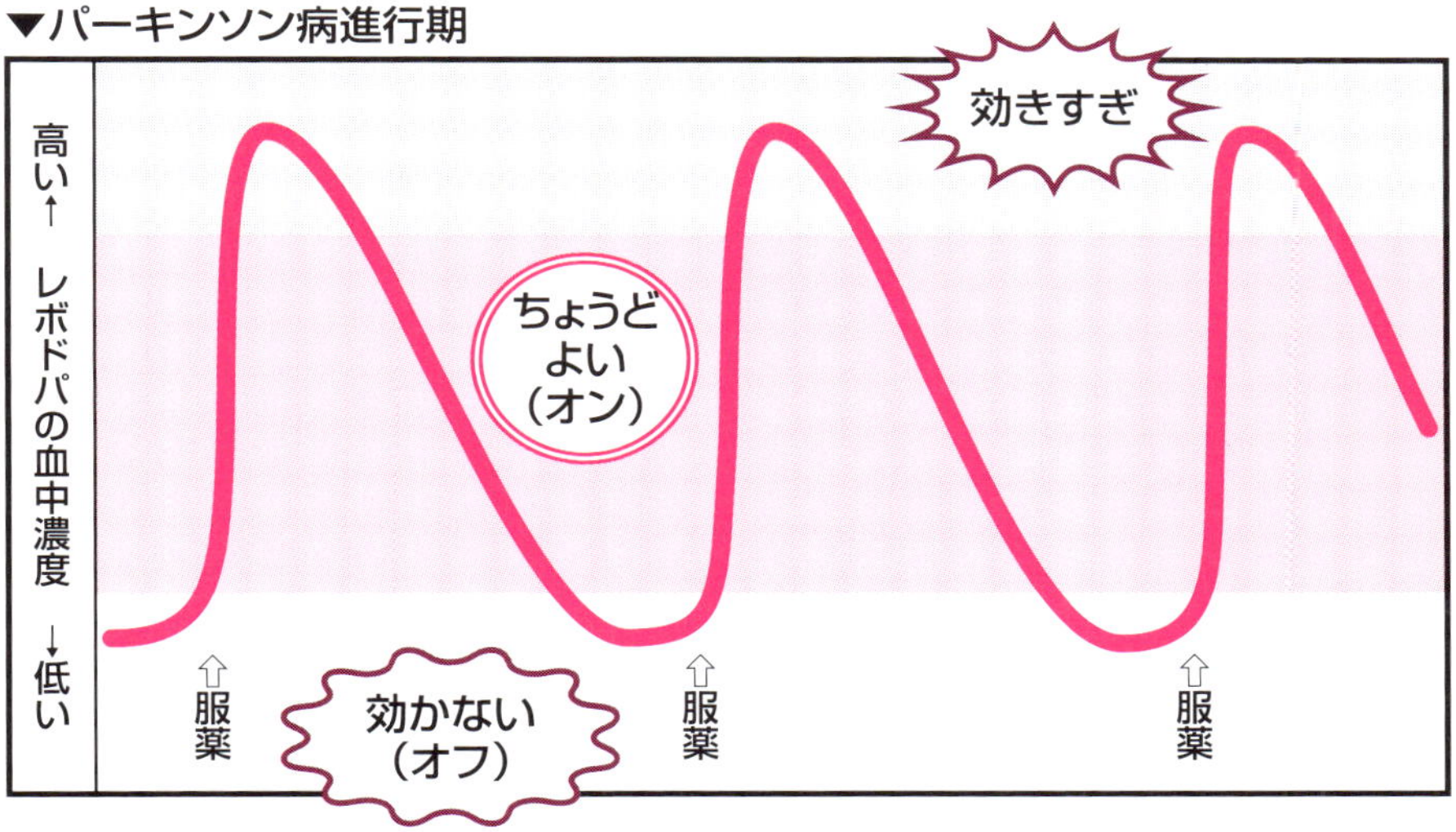

服薬期間が長くなると、レボドパの血中濃度の変動が大きくなり、運動合併症が現れやすくなる

▼レボドパの用量と運動合併症の出現率

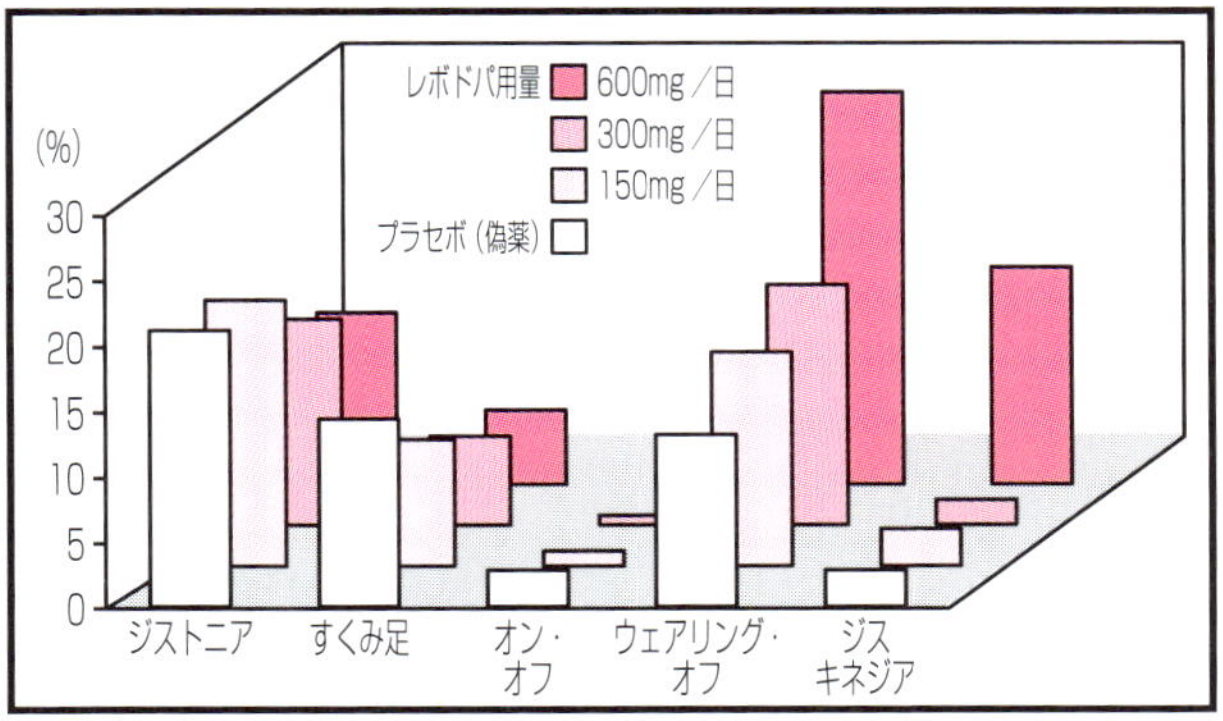

（The Parkinson Study Group: N Engl J Med 351,24, 2498-2508,2004 より作図）

何年も服薬し続けると、運動合併症が生じやすくなります。なかでもウェアリング・オフとジスキネジアは、レボドパの一日あたりの用量が多いほど起こりやすいことが知られています。

ただし、ドパミン系薬剤の使い方が不十分な場合でも、ウェアリング・オフなどが出ることがあります。たんに薬の量を減らせばよいというわけではありません。

服薬の工夫

薬の種類や量、回数を調整して快適に

ウェアリング・オフやジスキネジアなどの運動合併症に対しては、薬の種類や量、回数を調整することで、症状が改善できるようになってきています。

症状や不自由さを医師に伝えよう

運動合併症と思われる症状が出たら、どんな症状がいつごろ出るか、薬が効いている時間か効いていない時間か、症状のために困っていることなど、自宅での状況を主治医に伝え、薬の種類や量の調整をしてもらいましょう。服薬内容は医師が判断しますが、服薬するタイミングや回数は、ある程度、患者さんの裁量で決められます。

内服薬で改善しない場合には、手術も検討されますが、最近は専用のポンプを用いて胃ろう（→97ページ）から持続的にレボドパ（デュオドーパ）を注入するレボドパ持続経腸療法などをおこなう患者さんが増えています。

運動合併症の治療の進め方

進行期の患者さんの場合、運動合併症の治療は、以下のように進められるのが一般的です。

レボドパ配合薬を1日3回投与してもウェアリング・オフがある

↓

レボドパ配合薬を1日4～5回投与またはドパミンアゴニスト※を開始・増量・変更

※成分がゆっくり溶け出す徐放剤や皮膚に貼って使う貼付剤は、効き目が長く続く

↓

効果が不十分ならほかの治療薬を併用

（エンタカポン、セレギリン、ラサギリン、イストラデフィリン、ゾニサミドなど）

↓

効果が不十分ならレボドパ配合薬の頻回投与またはドパミンアゴニストの増量・変更

↓

それでも効果が不十分ならデバイス療法※（手術かレボドパ持続経腸療法）を考慮

※特定の機能をもつ装置を使う治療法

血中濃度の変化を小さくする

レボドパの血中濃度の上昇と減少の変化を小さくして、薬の効き過ぎや効かない状態が起こらないようにすることで、運動合併症の改善をはかります。

レボドパ経口投与の見直し

●レボドパ配合薬の１回量を減らすかわりに服用回数は４～８回程度に増やすことで、レボドパの血中濃度のピークが高くなりすぎないようにする
●ドパミン受容体を持続的に刺激し、薬が効かないオフの状態をつくらないようにする

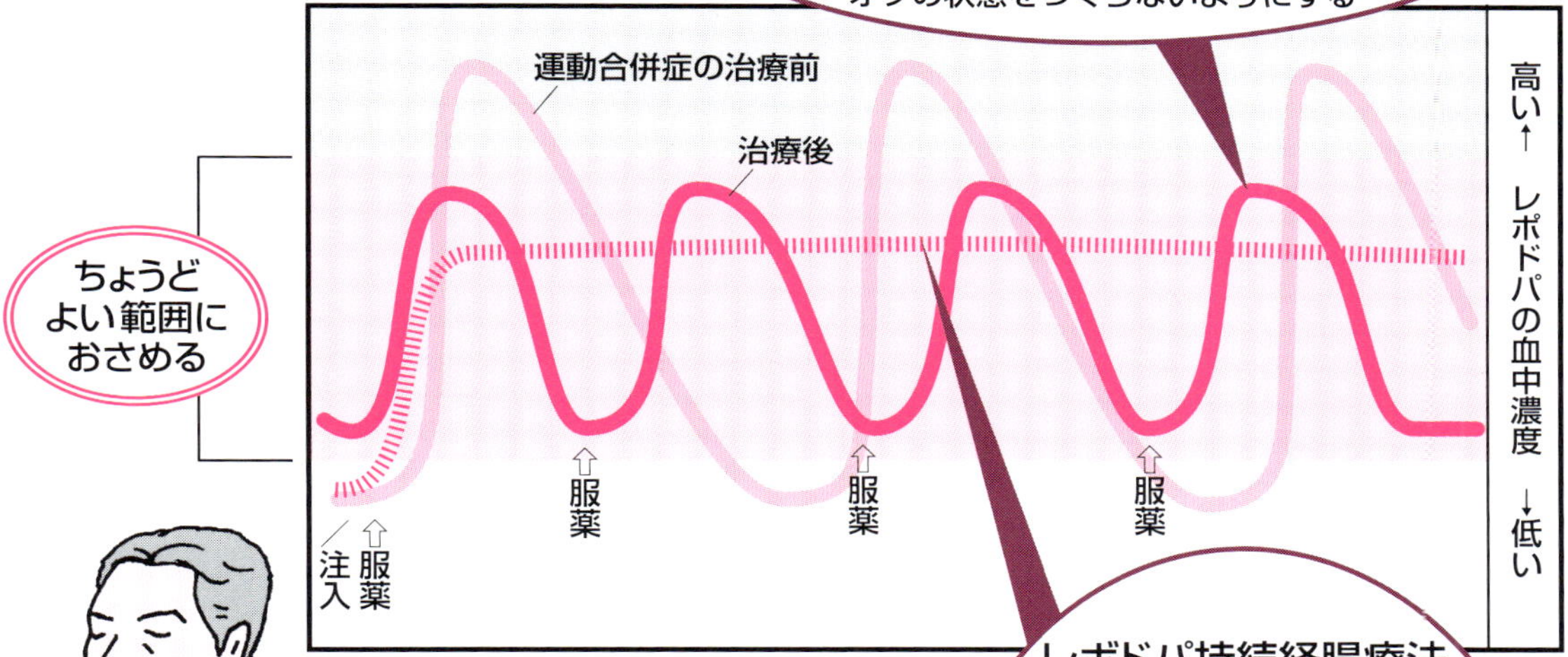

レボドパ持続経腸療法（LCIG）

血中のレボドパ濃度が一定化するため、ウェアリング・オフが確実に改善し、ジスキネジアも減少する。

手術療法とくらべるとポンプの携帯が不便だが、より高齢でも、多少の認知機能低下があっても治療可能。夜間は注入を休む。

胃ろうからではなく、留置針からレボドパ含有製剤を24時間持続的に投与する方法もある（ヴィアレブ配合持続皮下注療法）

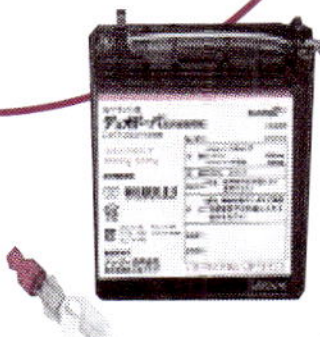

日々のポンプ操作や設定に、家族、介護者の協力が望まれる

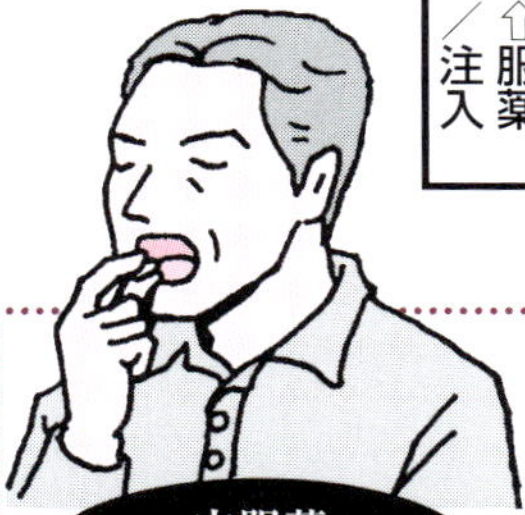

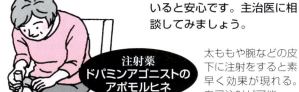

内服薬 レボドパ配合薬

通常は１錠飲む。飲み込めないときは、舌の裏側に入れたり、かみ砕いてもよい

レスキュー・ドーズを用意しておく

しっかり薬を使っていても、進行すると急に体が動かなくなることがあります。急にオフが生じるようなら、緊急避難的に使う「レスキュー・ドーズ」を準備し、携帯していると安心です。主治医に相談してみましょう。

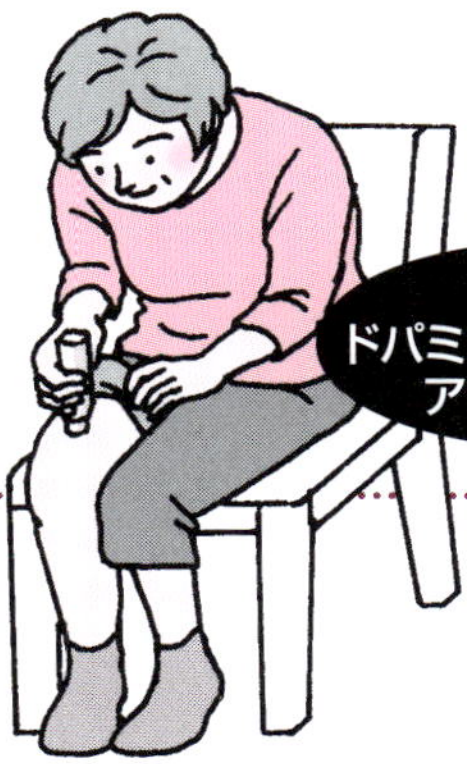

注射薬 ドパミンアゴニストのアポモルヒネ

太ももや腕などの皮下に注射をすると素早く効果が現れる。自己注射が可能

外科的治療

手術で減薬、症状の改善が可能な人も

脳の手術によって、症状を改善させたり、薬の量を減らしたりすることができる場合もあります。比較的年齢が若い患者さんにとって、手術は重要な選択肢のひとつです。

手術が向く人、向かない人

すべての患者さんに手術が向いているわけではありません。向く人と向かない人がいるので、慎重に検討したうえで手術をするかどうかを決めます。

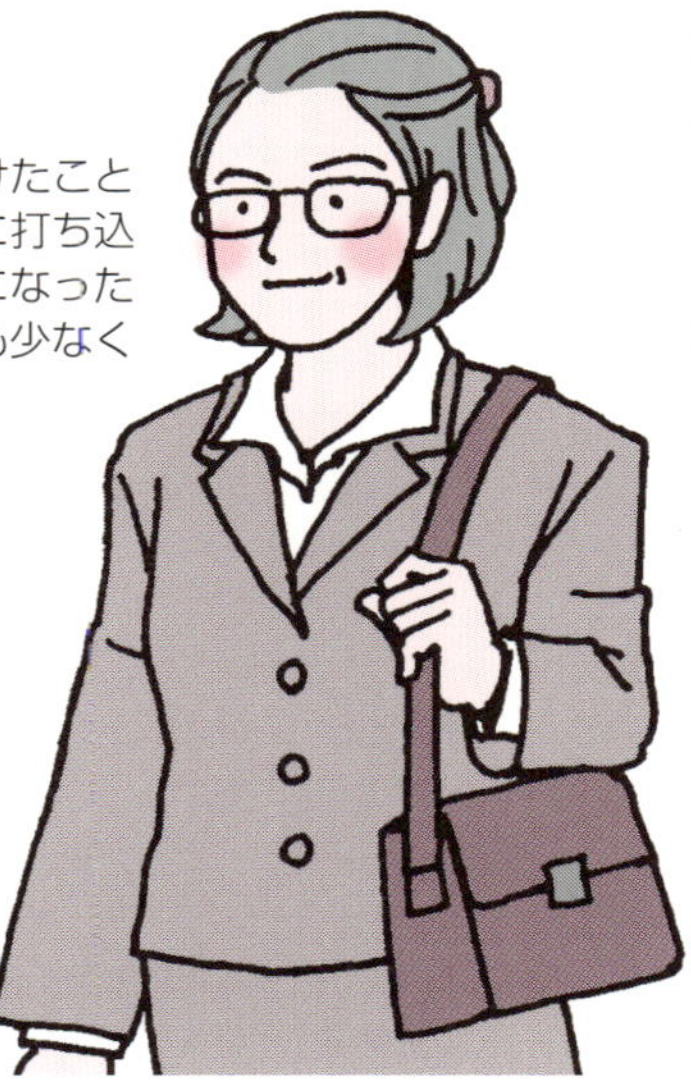

手術を受けたことで、仕事に打ち込めるようになったという人も少なくない

向いている人

- ドパミン系薬剤が効く
- ウェアリング・オフがあっても症状が軽い時間帯には歩けるくらいの状態を保っている
- ジスキネジアがあるために生活に支障が出ている
- およその目安として70歳以下
- 家族のサポートが得られる環境が整っている

手術を受けると……

- 運動症状が改善され、薬の量を減らすことができる
- ジスキネジアを減らすことができる

向いていない人

- 全身状態が悪い
- パーキンソン病でないパーキンソン症候群
- 薬物療法で良好なコントロールができている
- 認知機能の低下や、うつ状態、精神症状（幻覚・妄想）が目立つ
- パーキンソン病の治療薬が効いている時間帯でも介助なしに立ち上がることができない
- 高齢者

条件に合わない人が手術を受けると、抑うつ、もの忘れ、幻覚などの精神症状が悪化することがある

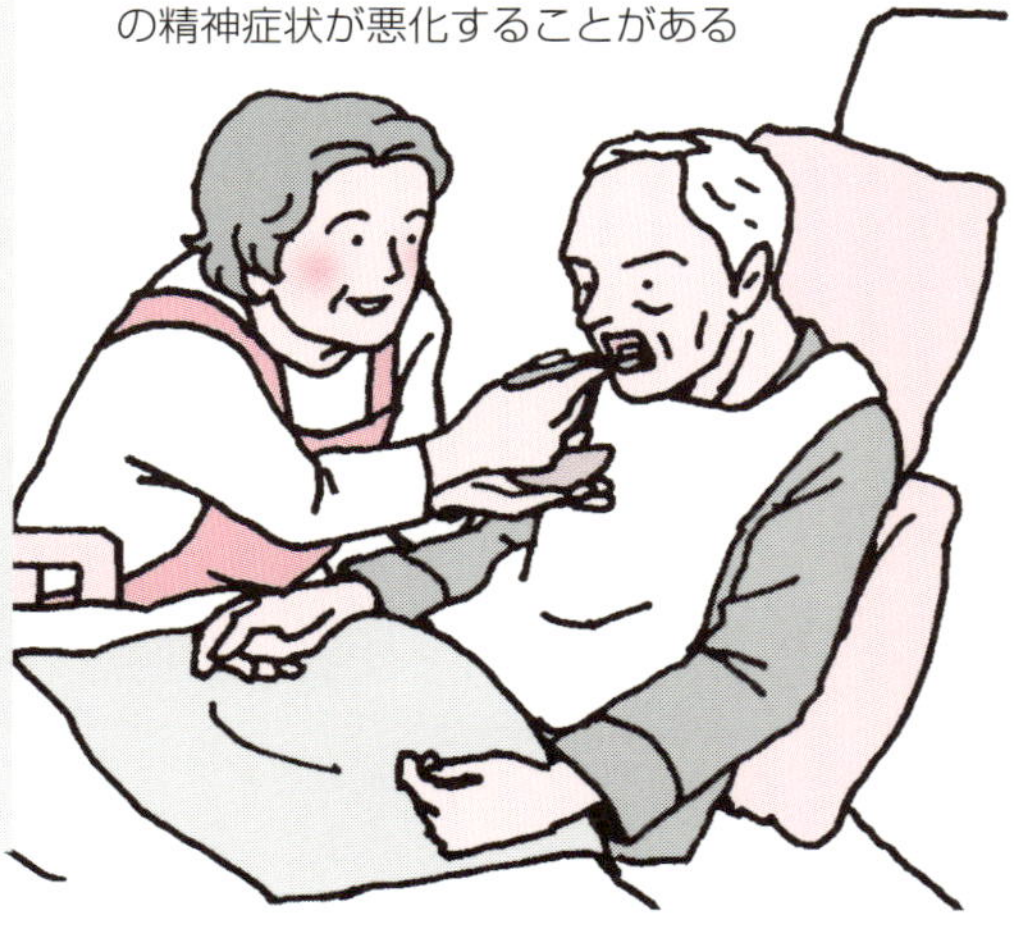

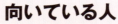

主流は脳深部刺激療法

脳深部刺激療法は、ドパミンの減少で活動に異常が生じた部位を電気で刺激することで運動調節をはかる治療法。脳内にはごく細い電極を、胸部には電気信号を送る装置をうめ込む手術がおこなわれます。

▼電極を差し入れる部位

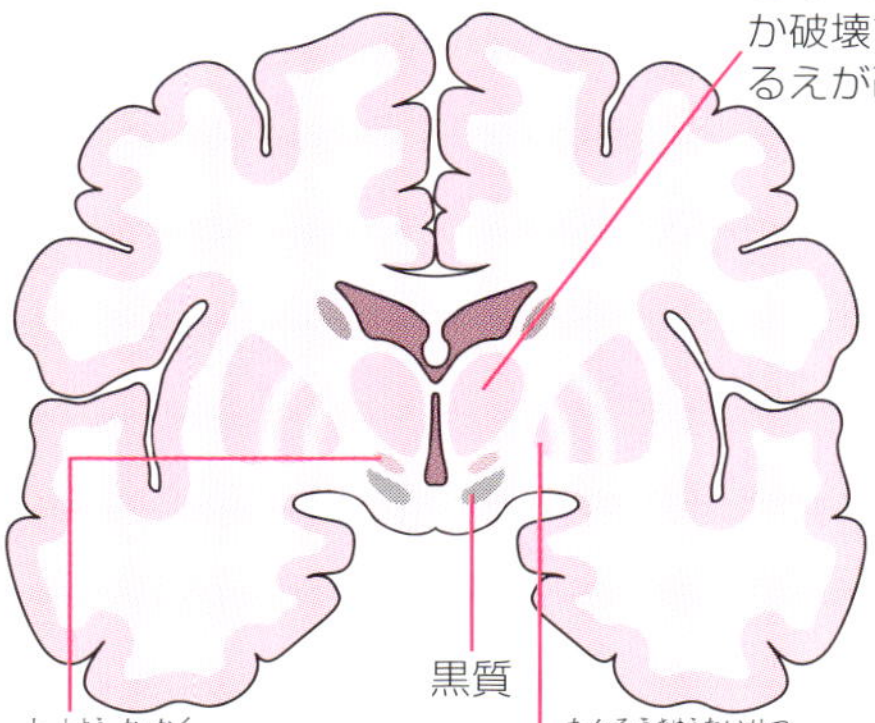
視床《ししよう》
この一部を刺激か破壊するとふるえが改善する
視床下核《ししようかかく》
ふるえ、筋肉のこわばり、無動、姿勢反射障害などの運動症状を改善。薬を減らすことも可能に
淡蒼球内節《たんそうきゆうないせつ》
ここを刺激すると、ジスキネジアなどの不随意運動が減る

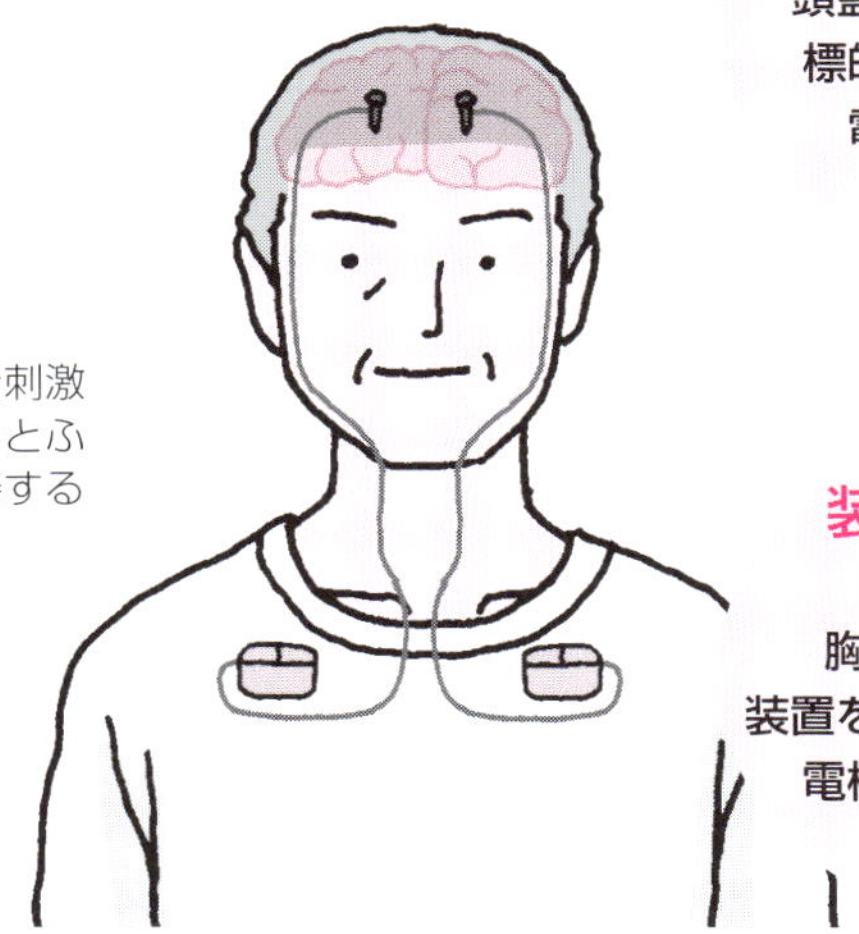
電極と装置をつなぐコードは頭蓋と皮膚の間を通し、装置は胸の皮膚の下に収めるので、見た目に変化はない
電極を入れる
最初の手術で、頭蓋に小さな孔を開け、標的とする部位に弱い電流を出す電極を差し込む
電気刺激
装置をうめ込む
１週間ほど後に、胸に電気刺激を送る装置をうめ込む手術をして、電極と装置をコードでつなぐ

「破壊術」とは？

脳深部刺激療法で電極を入れる部位を破壊し、同様の効果を得る治療。破壊すると元に戻せないため、主流は刺激療法だが、最近、開頭せず破壊する体にやさしい集束超音波療法（FUS）が注目されている

条件が整えば受ける価値がある

パーキンソン病の手術療法は、すべての患者さんにできるわけではありません。しかし、適応条件が合えば、受ける価値のある治療といえます。

ただし、手術を受ければ服薬や通院が不要になるというわけではありません。運動症状を細かにコントロールしていくためには、定期的に通院して刺激装置の調整をし、適切な電気刺激の設定を受けることが必要です。また、四～八年ごとに刺激装置の電池交換も必要です。

手術後の注意

体の動きは改善されても、飲み込みにくさや、声の出にくさ、便秘などの症状が現れることがあります。これらの問題症状には、治療薬の調節と刺激装置の調整で対処していきます。

COLUMN

症状をよくする食べもの、食べ方はある？

栄養バランスのよい食事をしっかりとろう

パーキンソン病の症状をよくする特定の食べものはありません。同世代の人たちと同じように、栄養バランスのよい食事をしっかりとって、体力や免疫力が落ちないようにしましょう。

たんぱく質のとりすぎはレボドパの吸収を阻害しますが、通常の日本食ではとくに減らす必要はありません。逆に低たんぱくの食事は栄養状態を悪化させてしまいます。

十分に食べられなければサプリメントの使用も一法

しっかり食事がとれていれば必要な栄養素は十分に得られますが、そうはいかないこともあります。その場合は、栄養補助食品やサプリメントで補うのもひとつの方法です。

また、飲み込みが悪くなる嚥下障害が起きるようになったら、食事内容の工夫で飲み込みやすくして、栄養状態の悪化を防ぐことが大切です（→96ページ）。

「八升豆《はつしようまめ》」の効果は？

八升豆（ムクナ豆）という豆には、ドパミンのもととなるレボドパが豊富に含まれており、粉末にしたものなどが販売されています。

自然食品なので安全というイメージがあるかもしれませんが、症状改善を目的に大量にとるのはやめましょう。服薬中の患者さんは、レボドパの過剰投与と同じになるおそれがあります。

すっぱいものをとろう！

レボドパ配合薬は、酸に溶けやすい性質があります。高齢になると胃酸の分泌が低下しがち。そうなると薬が溶けにくく、吸収も悪くなるおそれがあります。

グレープフルーツジュースや、レモン果汁入りの水で服薬したり、献立に酢の物を入れたりするなど、「すっぱいもの」を積極的にとるのはよい試みです。

4

運動と前向きな気持ちが改善の鍵

薬とともにリハビリテーションも重要な治療手段。
転ばない身のこなしをマスターし、
じっとしていないで、どんどん動くこと。
これが、体と脳の力をアップさせ、
楽しく前向きに暮らす出発点です。

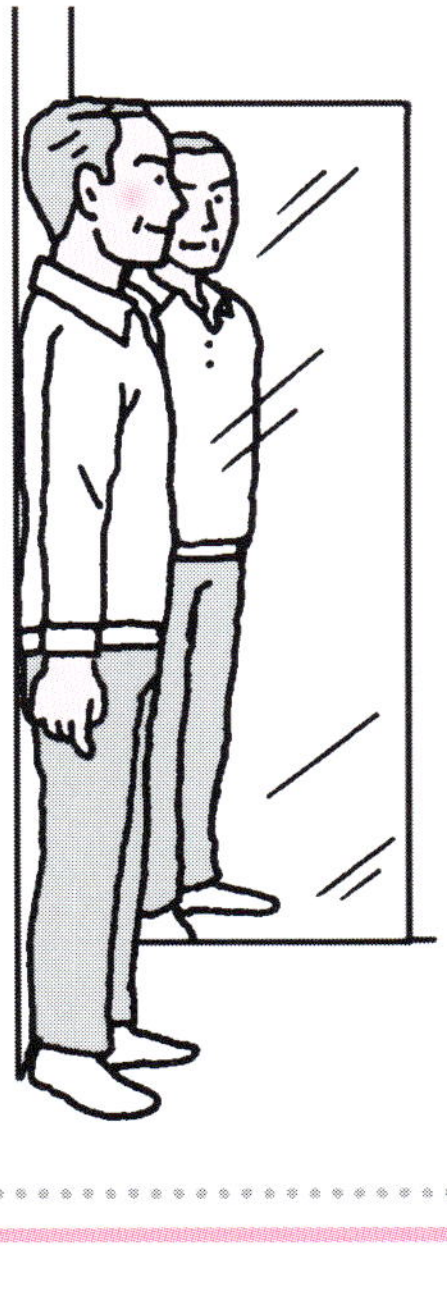

運動で体と脳の力をアップさせる

リハビリテーションはパーキンソン病の重要な治療手段。なかでも運動は、心身の機能維持・向上にとても効果的です。運動で体と脳の力をアップさせ、症状を改善させましょう。

いいこといっぱい運動の効果

運動をすると、脳の働きや身体機能が高まります。生活の質を上げるさまざまな効果を得られるのです。

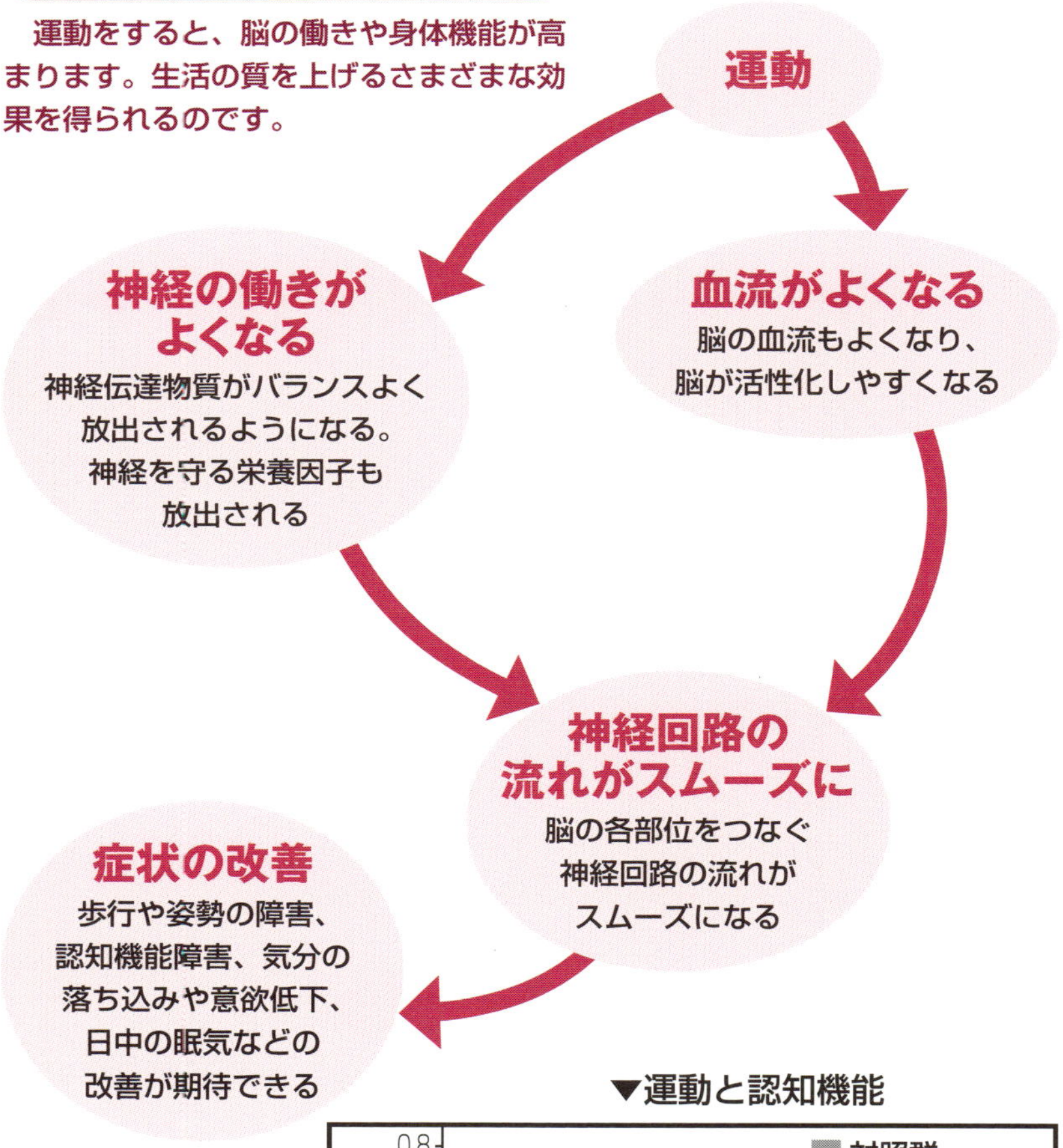
運動
神経の働きがよくなる
神経伝達物質がバランスよく放出されるようになる。神経を守る栄養因子も放出される
血流がよくなる
脳の血流もよくなり、脳が活性化しやすくなる
神経回路の流れがスムーズに
脳の各部位をつなぐ神経回路の流れがスムーズになる
症状の改善
歩行や姿勢の障害、認知機能障害、気分の落ち込みや意欲低下、日中の眠気などの改善が期待できる

▼運動と認知機能

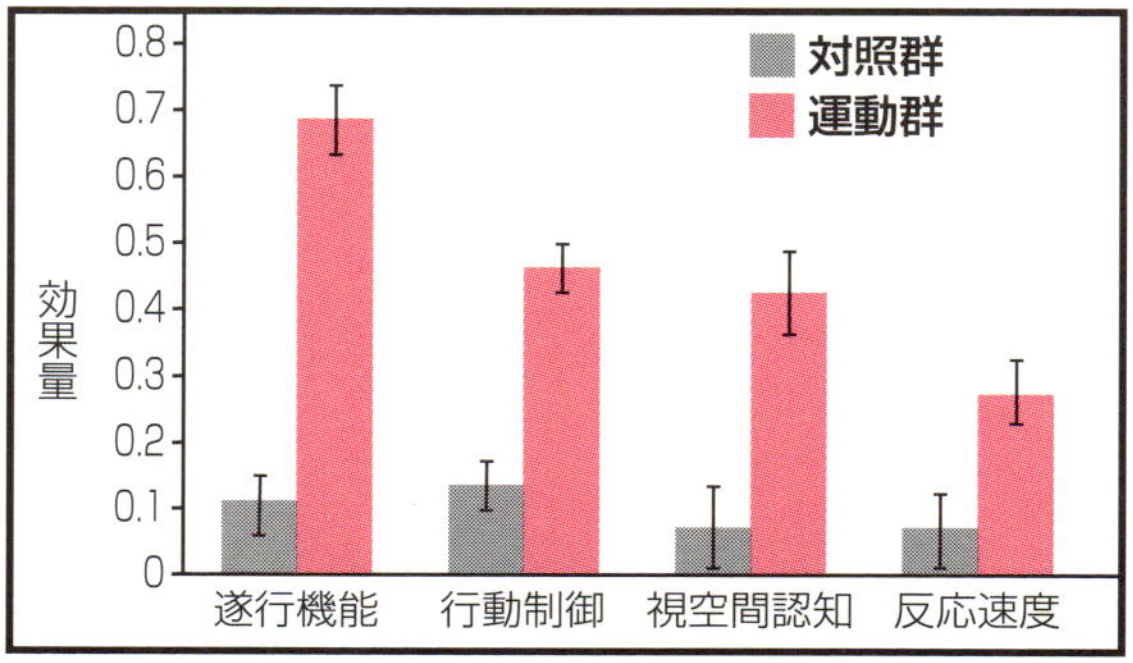
対照群
運動群
効果量
0.8
0.7
0.6
0.5
0.4
0.3
0.2
0.1
0
遂行機能
行動制御
視空間認知
反応速度

（Colcombe & Kramer, Psychological Science 2003）

状態に合わせて実践しよう

自分の病状に合わせた運動メニューで実践しましょう。有酸素運動、ストレッチングや筋力トレーニングを含んだリハビリ体操、動作練習、呼吸練習を取り入れることがポイントです。また、カラオケはすぐれた発声練習法です。

普通に動ける <ヤールⅠ〜Ⅱ度>

目標	●仕事や家事の継続、趣味やボランティアなど社会的活動への積極的な参加 ●日常の活動全般が低下しないようにする ●運動能力の維持・改善のため積極的に運動する
実践したいこと	●ウォーキング（通勤や買い物のときなどに実践） ●リハビリ体操 ●筋力トレーニング（立ち上がり動作の練習など） ●意識的な深呼吸による呼吸の練習（→97ページ）

歩きにくさが目立つ <ヤールⅡ〜Ⅳ度>

目標	●転倒を防ぐ ●運動症状の改善 ●趣味を続けたりデイサービスを利用したりして認知機能の改善に努める
実践したいこと	●リハビリ体操 ●起き上がり・立ち上がり動作の練習 ●介護保険サービスによるトレーニングマシンを使ったパワーリハビリ ●意識的な深呼吸による呼吸の練習（→97ページ）

ほとんどの動作に介助が必要 <ヤールⅤ度>

目標	●運動能力など身体機能の維持 ●関節が硬くなるのを防ぐ ●床ずれ（褥瘡《じょくそう》）、誤嚥の予防
実践したいこと	●ストレッチング ●起き上がり・立ち上がり動作の練習 ●意識的な深呼吸による呼吸の練習（→97ページ）

運動機能の維持・改善をはかる

パーキンソン病の患者さんは、運動症状があるために、「動きづらい」「危ないから動きたくない」などと思いがちです。しかし、それでは運動不足をまねきやすく、病状以上に運動機能の低下が起こってきます。

そのため、リハビリテーションは、日常生活にまったく支障を感じない時期から、体を動かすことを中心におこない、運動機能の維持・改善をはかっていきます。

大切なのは運動を生活の一部にすること。自分だけではむずかしいようなら、まわりの人に手伝ってもらいながら運動しましょう。

取り組むコツ

前向きな気持ちが生活の質を上げる

パーキンソン病の患者さんは、病気や生活の不安からとかく気分が落ち込みがち。でも、楽観的な気持ちでいるほうがドパミンは出やすく、生活の質も向上します。

気持ちを切りかえるヒント

落ち込んだ気分を楽観的な気持ちに切りかえるなんて「とても無理」と思うかもしれません。しかし、ものごとを少し違った視点でとらえると、気持ちは前向きになっていくものです。

根治しない
難病になってしまった

コントロールすればいいだけ!
薬を上手に使って症状をコントロールすれば、これまでとあまり変わらない生活を続けられる

認知症に
なってしまうかも……

年をとればみんな同じ
パーキンソン病の進行はゆっくり。健康な人でも高齢になるにつれて認知機能は低下していくのだから、病気かどうかは大きな問題ではない

いずれ寝たきりに
なってしまうのでは？

発病をきっかけに新たな習慣づくりを
まだまだ動けるのだから、これからはもっと運動しよう。発病を機に、体によい生活習慣をつけていこう

ドパミンの放出量は気分で大きく変化する

脳内のドパミン不足で起こるパーキンソン病。じつはドパミンの放出量は、そのときの気分で大きく変化することが知られています。パーキンソン病の治療薬として飲んだ薬がたとえ偽薬《ぎやく》であっても、本人が治療効果を期待して飲んだ場合、ドパミンが放出されることがわかっています。自宅では動けないのに、信頼する主治医が待つ診察室に入ったとたんに患者さんがすたすた歩くというようなこともよくあります。

「意志あるところに道は開ける」の姿勢で、ドパミンをたくさん放出させ、自分自身がもつ能力を最大限に発揮させていきましょう。

無理なく活動量を増やそう

「やらなければ」と無理するより、楽しみながらできることを増やすのが活動量を増やすコツ。翌日に疲れや痛みを持ち越さない程度に続けましょう。

サークル活動などを続ける・始める

趣味のサークル活動や患者さんどうしの集まりなどに積極的に参加しましょう。参加の行き帰りだけでも運動量はアップするうえ、人と接することは認知症予防にもなります。

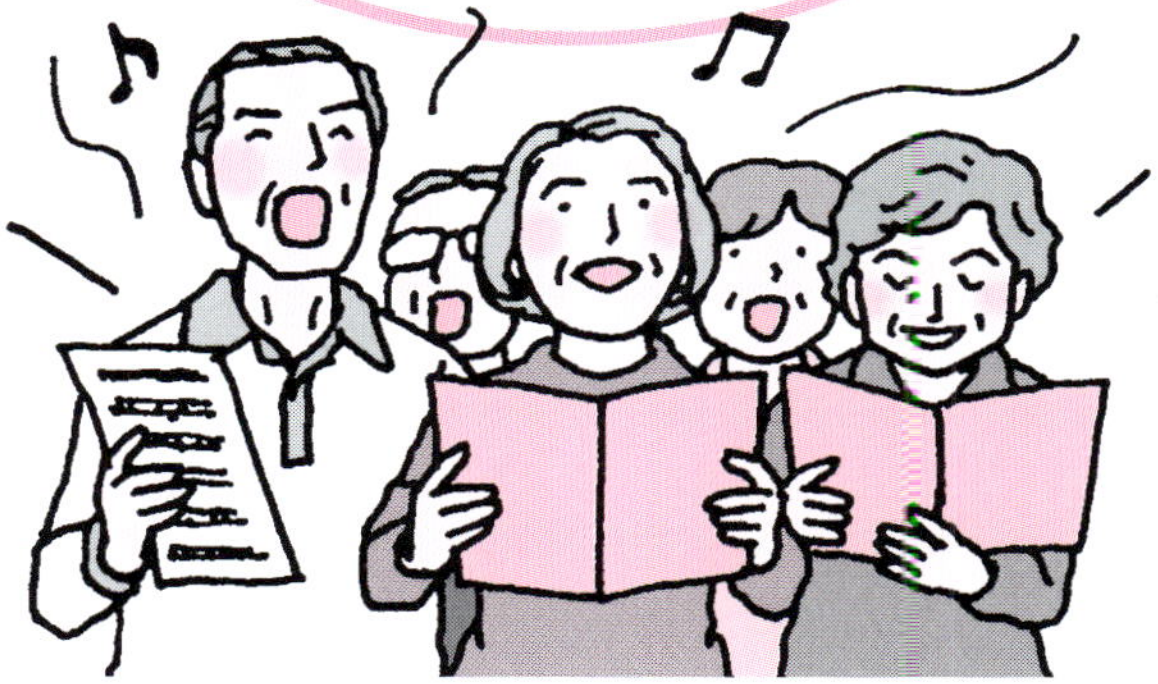

モノを上手に活用する

拳でボールを打つパンチングボール、座ってこぐトレーニング用ペダル、水や砂を入れたペットボトルやダンベルを使った腕ふりなど、自宅でも用意できる器具を使えば、ちょっとした合間に体を動かしやすくなります。

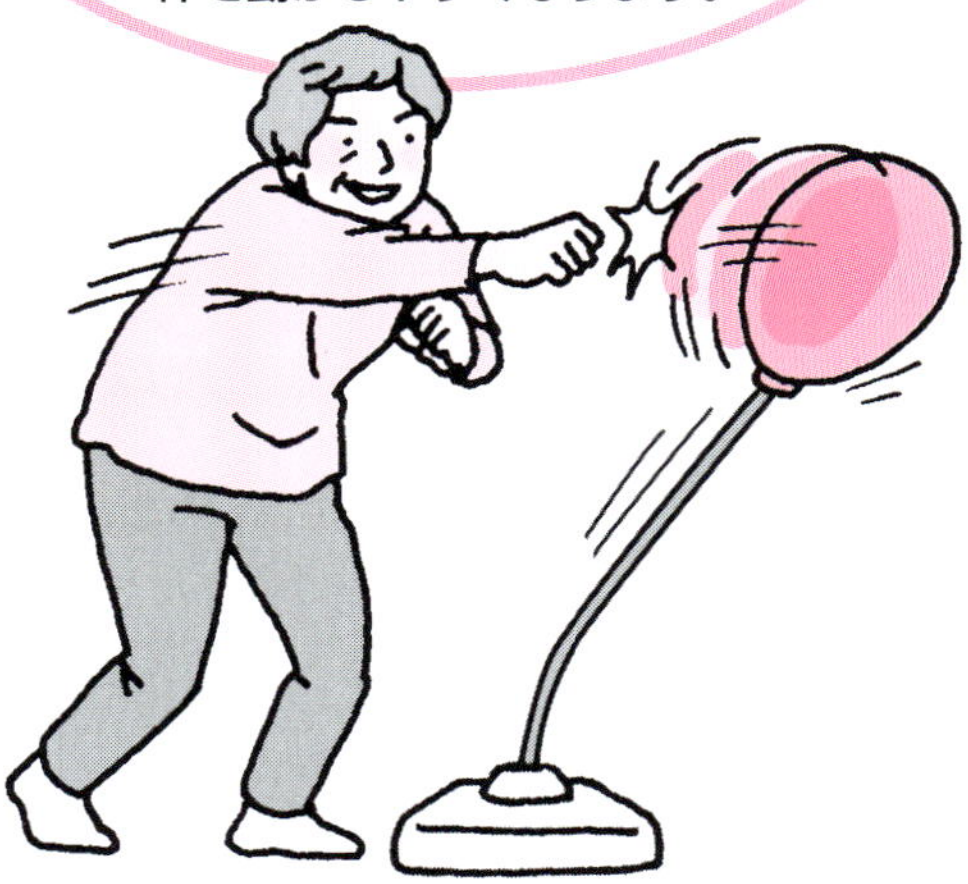

介護保険を使ってリハビリを受ける

介護保険のサービスに、理学療法士などが自宅で指導してくれる「訪問リハビリ」や、施設に通って運動する「パワーリハビリ」「デイケア」があります。利用可能な人はどんどん活用しましょう。

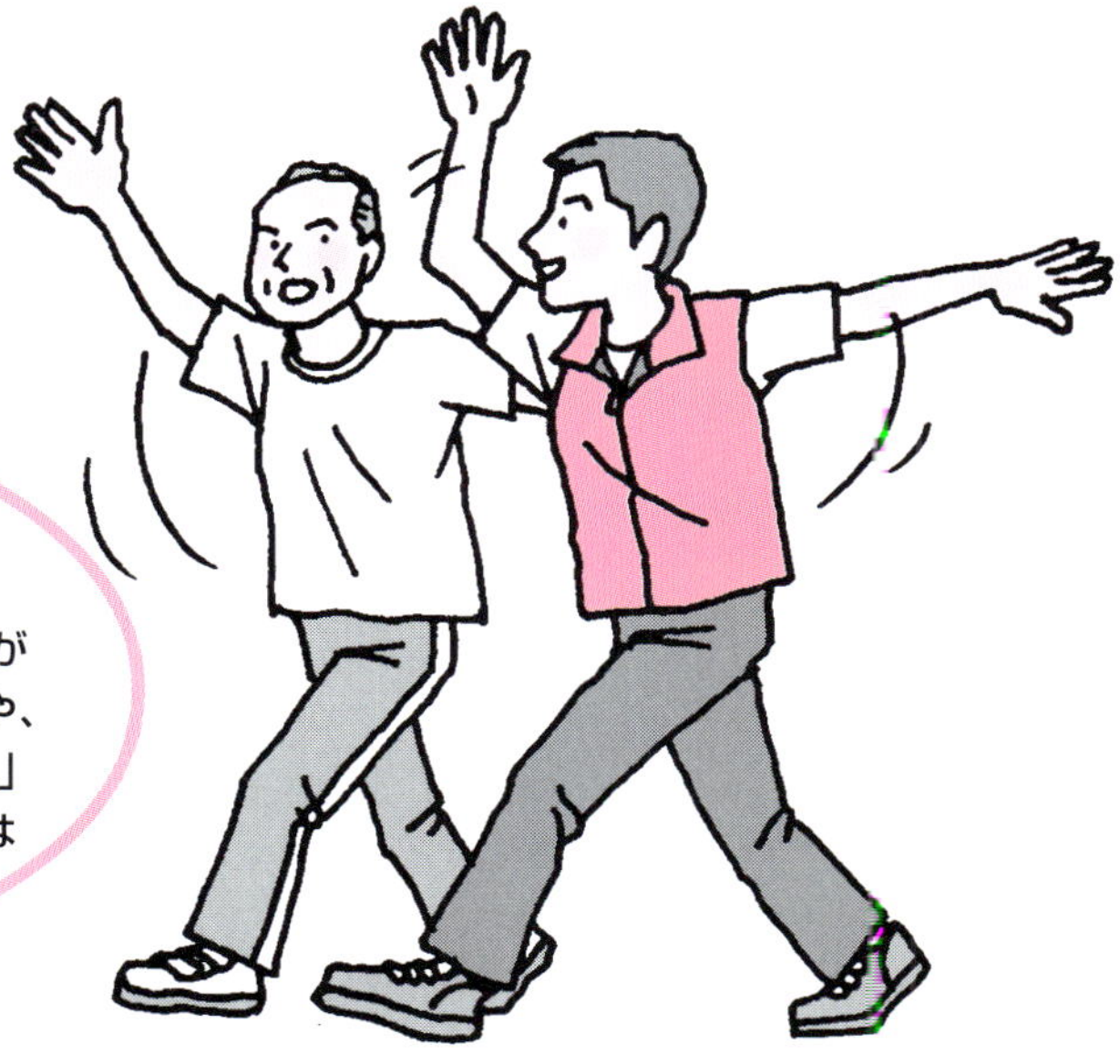

リハビリ体操

どこを鍛えるか意識しながら取り組む

筋肉や関節のこわばりをとったり、筋力の低下を防いだりして、動ける体をつくるリハビリ体操を紹介します。どれも自宅で気軽にできるものばかり。ぜひ実践してください。

毎日続けたい簡単体操

リハビリ体操は、普通に動ける時期から、毎日続けていくと効果的です。どこを鍛えているのか自分でよく意識しながら、じっくり動かしましょう。

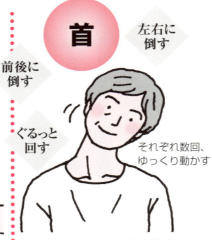

首

左右に倒す

前後に倒す

ぐるっと回す

それぞれ数回、ゆっくり動かす

首を倒したときに手がしびれるようなら控えめに

手

手首の立て伸ばし

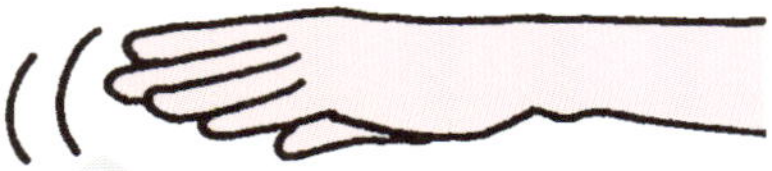

手の平をぐーぱー

腕を体の前にまっすぐ伸ばしながら、数回ずつ

体幹

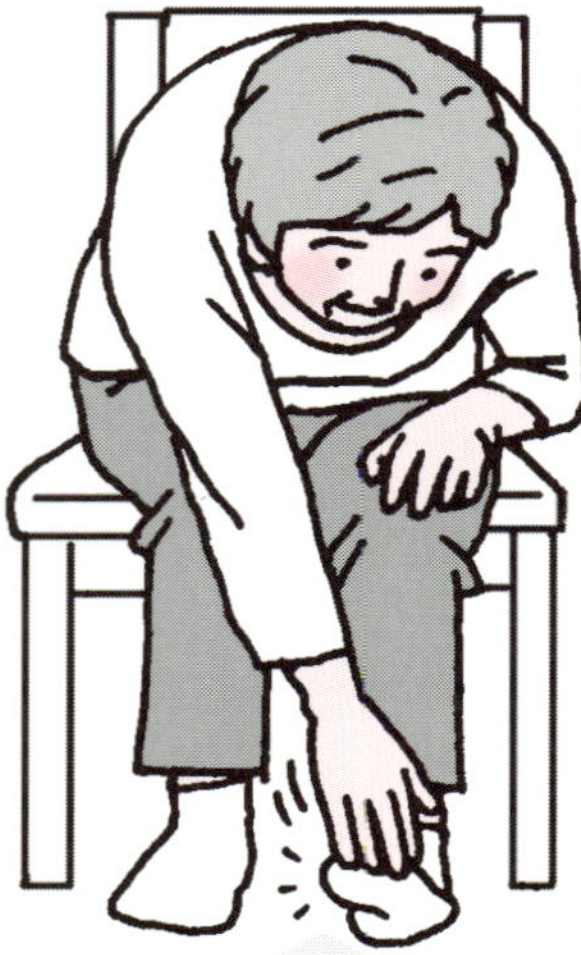

つかんだ状態でゆっくり10数えたら、反対側も同様に。体のひねりを意識しよう

手で反対側の足先をつかむ

肩と腕

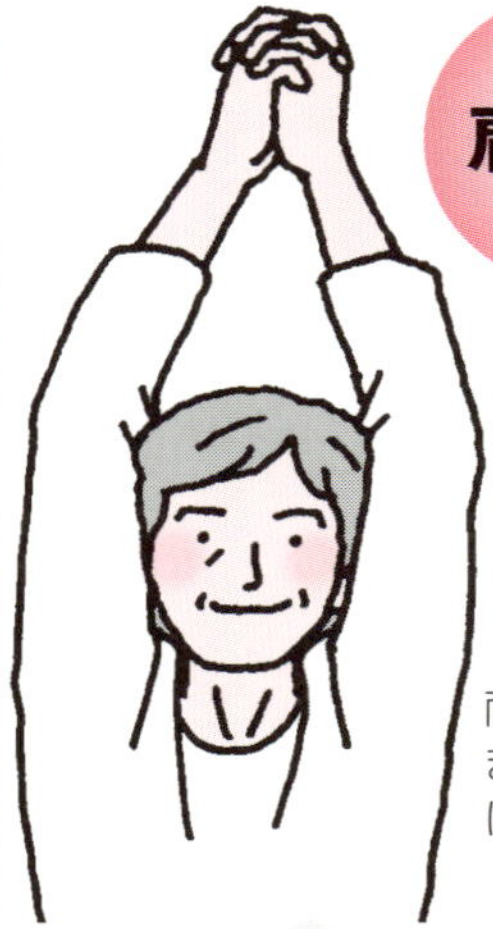

両手を組み、まっすぐ頭上に伸ばす

＋

体を左右に倒す、ひねる

体の側面の筋肉の柔軟性を高めることで、姿勢の傾きを正したり、寝返りを打ちやすくしたりする効果が期待できます。

ひざと足首

その場で足踏み

座ったまま、ももを高く上げて足踏みをくり返しましょう。軽く息が弾むくらい続ければ、りっぱな有酸素運動になります。

＋

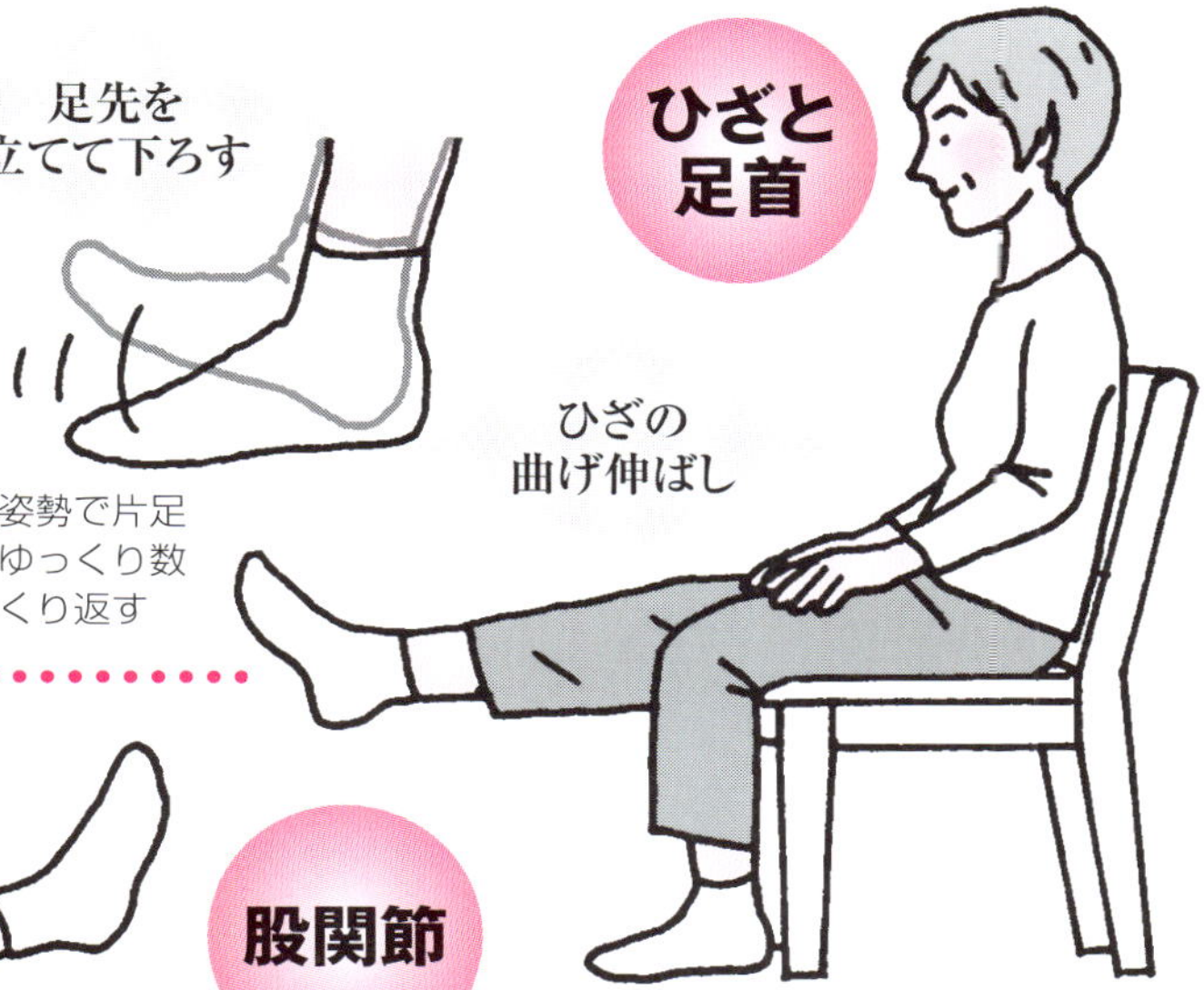

座った姿勢で片足ずつ、ゆっくり数回ずつくり返す

股関節

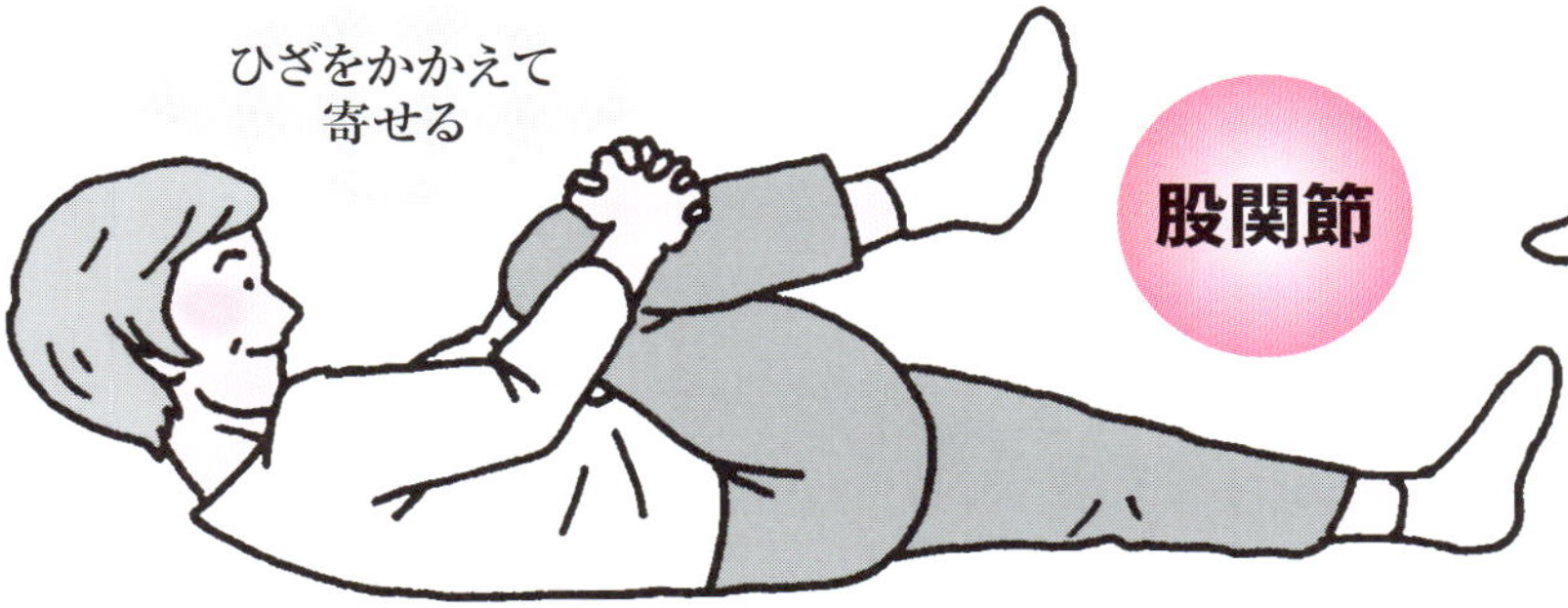

ゆっくり10数える。反対側の足も同様に

立ち上がり運動は手軽な筋力アップ法

椅子からの立ち上がりは、苦手になりやすい動作のひとつ。立ち上がりの動作は足腰の筋肉を鍛える手軽な筋力アップ法でもあるので、毎日のリハビリ体操にぜひプラスしてみましょう。

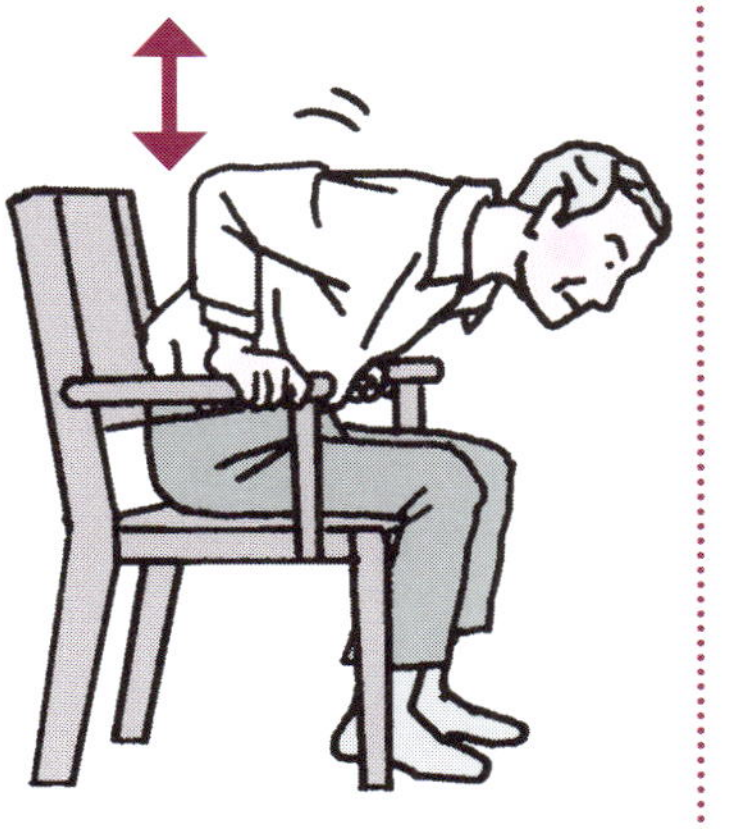

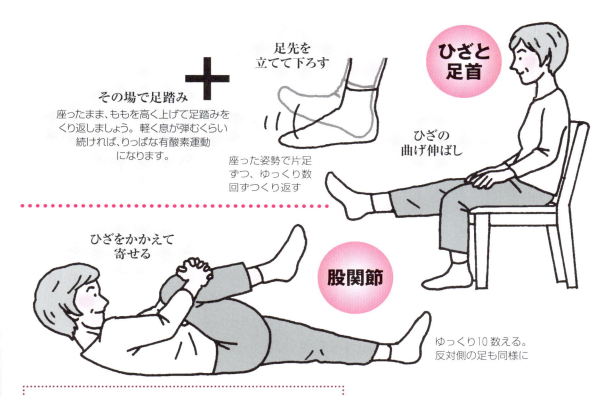

おじぎをするように体を前に倒し、両足にしっかり体重がかかっているのを意識しながらゆっくり立ち上がったあと、また座る。10回程度、くり返すとよい

筋肉のこわばりをとり動ける体をつくる

リハビリ体操では、筋肉や関節のこわばりをとったり足や腰の筋肉を強化したりします。体操を日課にすれば、姿勢がよくなったり、体がスムーズに動くようになったりしていきます。続けることで、転倒しにくい体づくりにもつながるのです。

安全に歩く工夫

すくみ足、突進にあわてず対処する

ふだんから安全に歩くための動作を心がけ、すくみ足や突進の症状が起きたときの対処法も身につけておけば、いざというときにあわてずにすみます。

転倒につながりやすいすくみ足、突進

最初の一歩が踏み出しにくいすくみ足。歩いているうちに歩幅がせばまり、足早になって、体が前のめりになる突進。パーキンソン病に特有のこれらの歩行症状が現れると、転びやすくなるので注意が必要です。

パーキンソン病の人は、知らず知らずのうちに動作が小さくなっています。歩くときは、自分では普通と感じている動きの大きさの「二割増し」を心がけながら動くようにしましょう。

安全に歩くための心がけ

歩いているときにバランスを崩したり、転んだりしないようにするために、ふだんから心がけておきたいことがあります。しっかりマスターして歩いてみましょう。

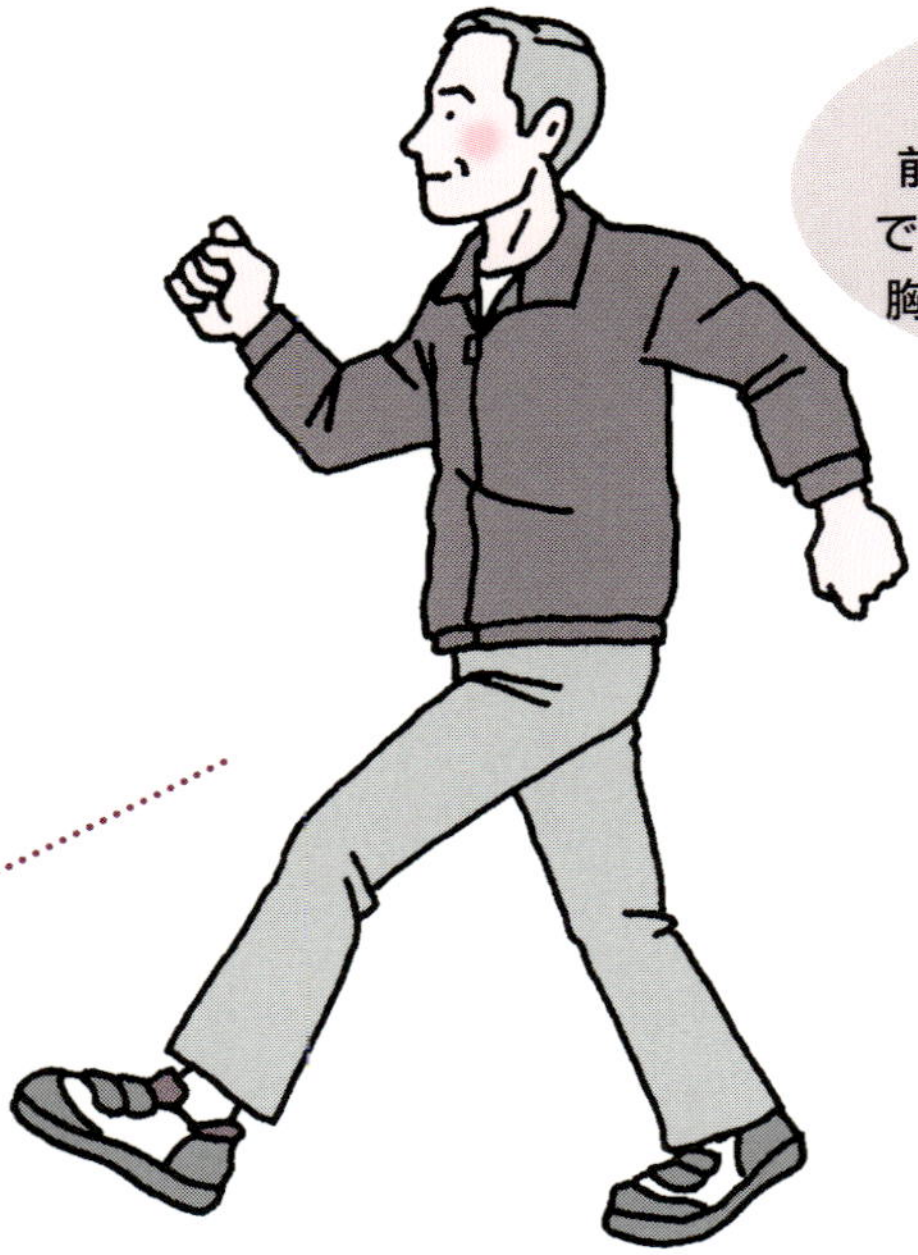

リズムよく！
自分で「いち、に、いち、に」と号令をかけ、リズムをとりながら前に踏み出す

姿勢よく！
前かがみの姿勢を直し、できるだけ、あごを引き、胸をはり、背筋を伸ばす

大きな動きで！
腕を大きくふり、足を垂直に持ち上げるような気持ちでももを上げ、大またに歩く

着地はかかとから
かかとから地面につくように意識しておろし、次につま先を地面につけるように歩き出す

すくみ足が起きたら……

●その場で足踏み

「いち、に」と号令をかけながら、その場で足踏みをくり返してから前へ進む

●あえて一歩下がる

最初の一歩目をあえて後ろに引いてから足を前に出すようにする

●横か斜めに足を出す

横に足を出す「カニ歩き」や斜めに足を出す「スケート歩き」を試してみる

●目印をつくって足を出す

床の溝や、屋外のタイル、敷石など、目印になるものをみつけ、それをまたぐようにすると、足が出やすくなる

●杖を使う

横向きのバーが先についた杖や、レーザー光線が出る杖を使い、バーや光線を越えるように足を出す

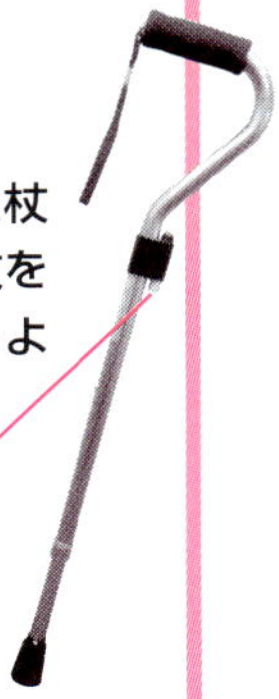

レーザー光照射口から赤い光線が床に照射される杖、ひかりステッキ（商品名）

●歩行器を使う

押しながらだとスタスタ歩けることも。困ったときは試してみるとよい

突進し始めたら……

●止まる！

●姿勢を整えて深呼吸

●ゆっくり大きく一歩を出す

うまく歩けないときもあわてない

すくみ足や突進などの歩行症状が起きてもあわてないこと。ちょっとしたコツをつかんでいれば、その場でうまく歩けるようになります。

姿勢をよくする毎日の心がけ

◆鏡でチェック！

立った姿勢で背中を壁につけ、あごを引き、胸をはり、背筋を伸ばす。鏡で姿勢のゆがみや傾きがないかチェックしよう

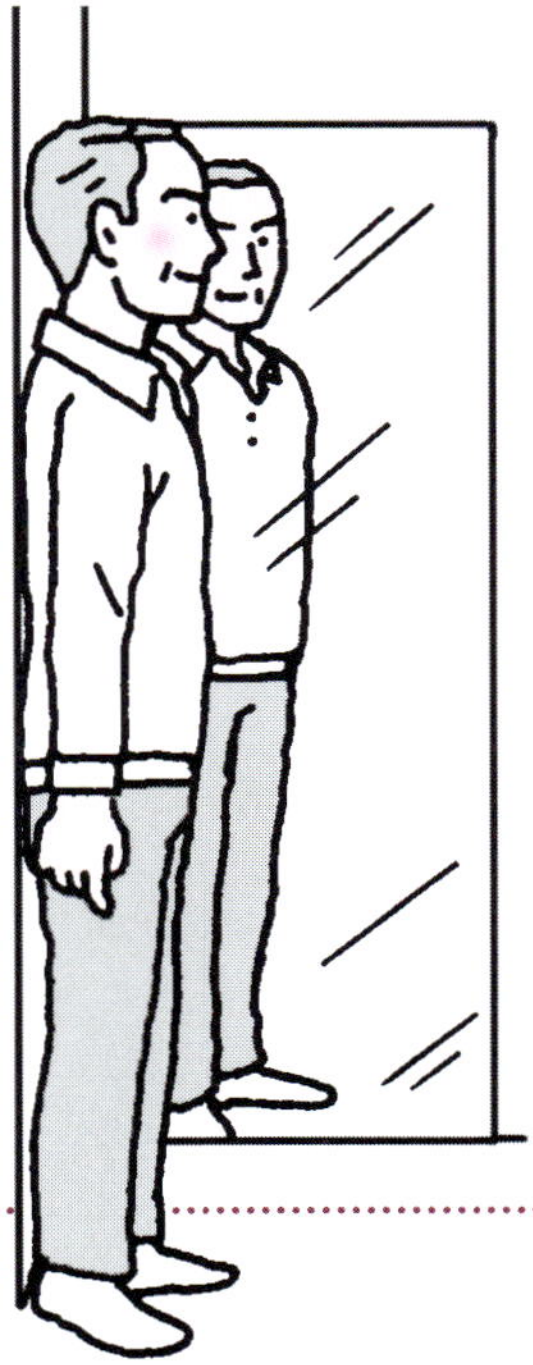

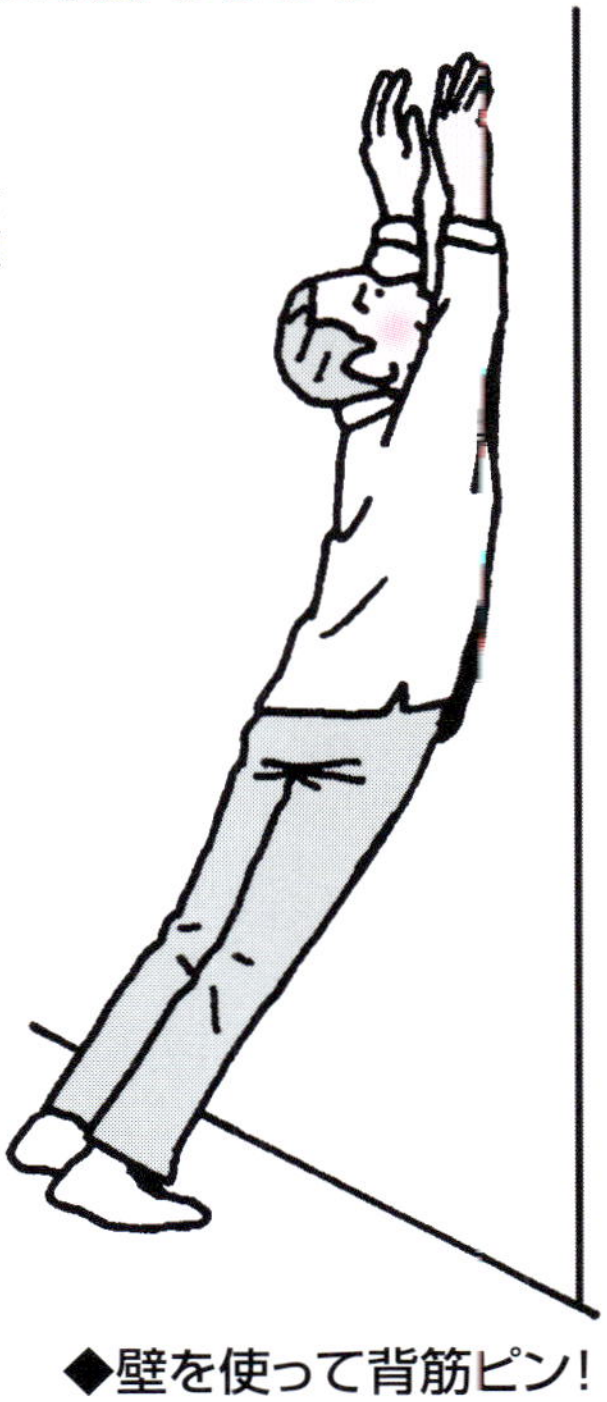

◆壁を使って背筋ピン！

壁に向かって立ち、壁に両手を伸ばしてもたれかかる

転倒を防ぐ工夫

あせらず、ゆっくり、集中して動く

転倒の予防は、パーキンソン病の患者さんが療養していくうえで大きな課題になります。動くときは「あせらず、ゆっくり、集中する」ことを、つねに心がけましょう。

部屋での事故に要注意

転倒事故の多くは屋内で起きています。しかも自宅がほとんどです。肝心なのは、どんなときもあせらないこと。自分のペースをしっかり守って動いてください。

集中する

注意力が低下すると転びやすい。歩行時は歩くことに集中し、ほかの動作はなるべくしない

急な動作をしない

突然の来客や電話に対応しようとして転ぶことが意外に多い。あわてて動こうとしないで！

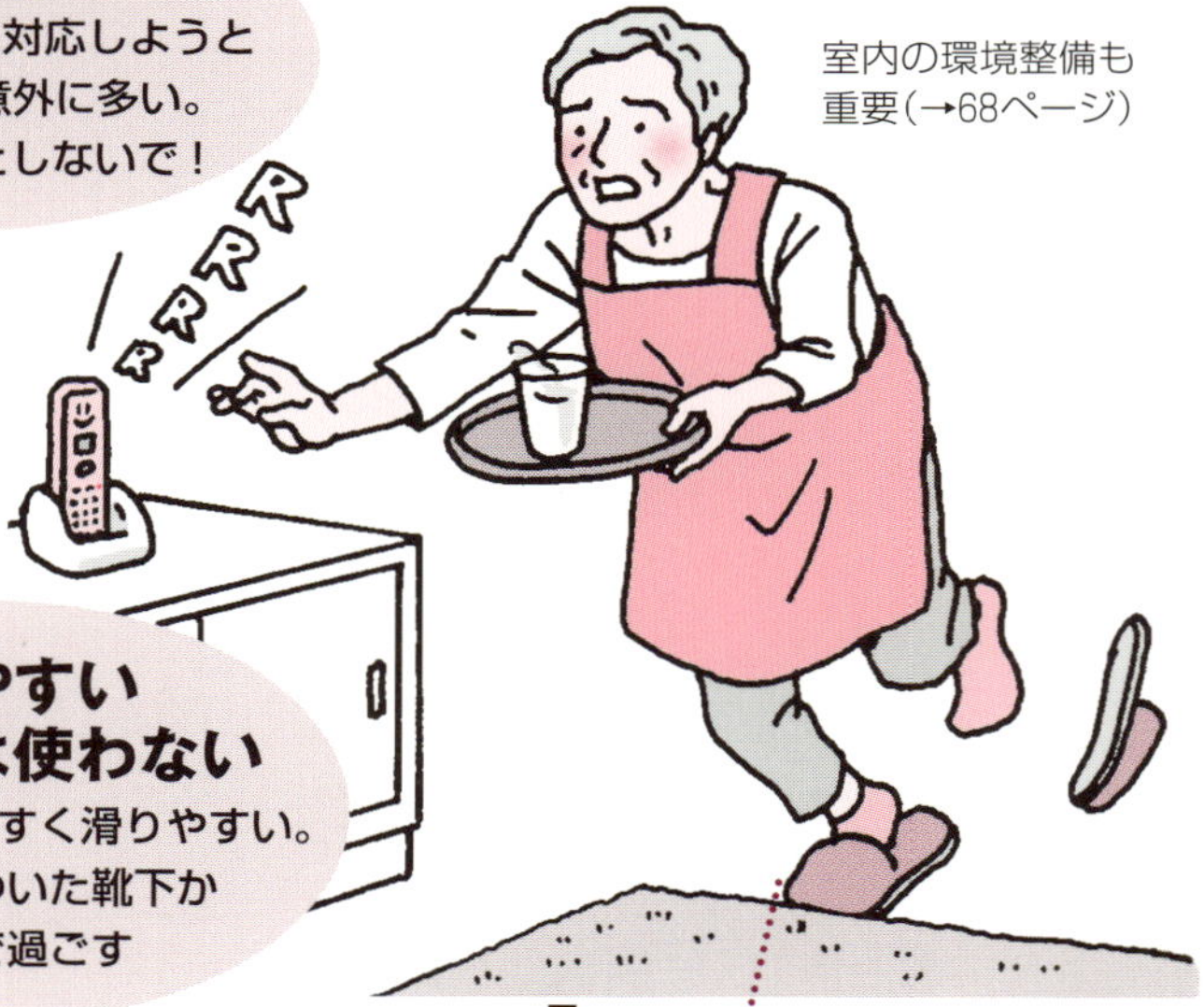

室内の環境整備も重要（→68ページ）

滑りやすいはきものは使わない

スリッパは脱げやすく滑りやすい。滑り止めのついた靴下かはだしで過ごす

＋薬の見直しが必要なことも

転倒の危険性を高めるのが立ちくらみやふらつき。治療薬の副作用として強く現れている場合には薬の種類を見直すことがあります。

睡眠薬や精神安定薬を飲んでいる場合には服用の中止が検討されることも。

気持ちの動きに体の動きが追いつかない

パーキンソン病の患者さんは、頭で「動かなきゃ」と思っても、体の動きがついていけないことがあります。とくに、立った状態でふり向くなど、複数の動作を同時にすることがむずかしくなります。ひとつの動作に専念して事故

転倒しやすい場面に備える

屋外を歩いているときも、やはり転倒には十分注意しなければなりません。また、室内外を問わず、方向転換をするときも転びやすいので気をつける必要があります。

方向転換のとき

小刻み歩行とすくみ足が生じ、転びやすくなりがちです。うまく動けないと感じたら、手すりなどしっかりした物につかまりながら体の向きを変えましょう。

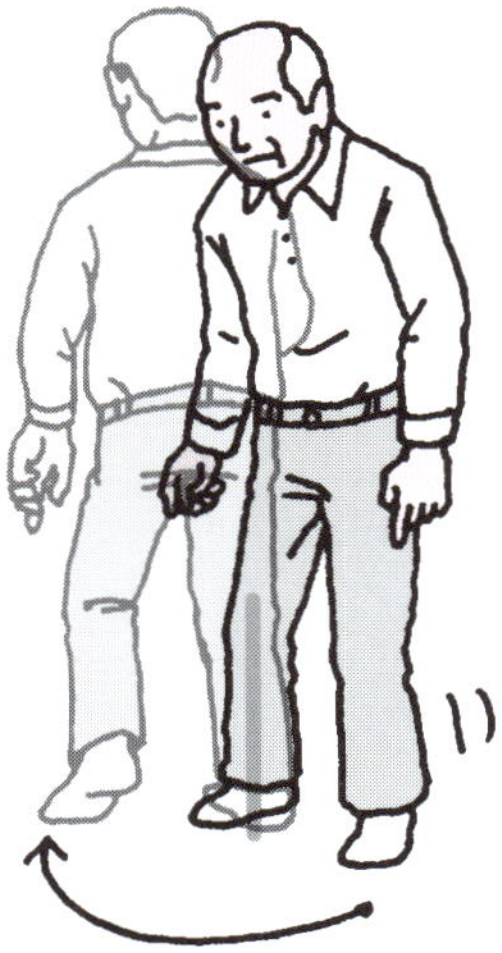

ひとりで向きを変える場合は、足を肩幅と同じくらいに開き、一方の足を軸に半円を描くようにする。大きくカーブを描いて歩き、ゆっくり方向を変える手もある

歩いているとき

屋外では、歩き出しのすくみ足や歩いている最中の小刻み歩行が、転倒の大きな原因になります。歩行時には歩くことに集中しましょう。話しながら歩くのもなるべく避けます。

●両手をあけておく

両手がふさがっていると、とっさのときに手が出ず、転倒時のダメージが大きくなりがち

●ももを高く上げる

64ページの安全に歩くための心がけを参考に、腕を大きくふり、ももを高く上げて歩く

●保護帽なども活用

転んだときに頭を守るように、衝撃吸収素材などでできた保護帽をかぶるのもおすすめ。外見は普通の帽子のようなおしゃれなものもある

転んでしまったら……

1つでも当てはまる？

- □意識がはっきりしない
- □頭痛、吐き気、めまいがある
- □手足にしびれ、マヒがある
- □手足や腰の痛みがひどい
- □以前のように歩けない

YES →

すぐに医療機関へ

脳が強いダメージを受けていたり、骨折していたりする可能性がある

NO →

しばらく様子をみる

頭部の打撲は軽いようでも、数週間から数ヵ月後に慢性硬《まんせいこう》膜下血腫《まくかけつしゅ》を起こすこともあるので、念のため受診しておく

を防ぎましょう。

いったん崩れた姿勢を立て直すのは至難の業。その場にだれかいても、転倒を食い止めるのは容易ではありません。骨折を機に動けなくなるような事態を避けるには、あせらずに動くことが大切です。

安全な環境づくり

住環境を整えれば動きやすくなる

パーキンソン病の人にとって、日常の生活そのものが体と頭を鍛えるトレーニングの場。そのため、積極的に活動できて事故が起こりにくい、住まいの環境整備が望まれます。

安全性を高めるポイント

次のような点を改良すると、転倒の危険を減らせます。

起き上がりはベッドが楽

起き上がりや立ち上がりは、床に敷く布団よりも楽にできる。リクライニング機能やベッド柵、手すりなども利用するとよい

家具の配置を工夫

方向転換しやすいような家具の配置にする。しっかりつかまることができる家具が望ましい

目印をつける

すくみ足が起こりやすい場所に、歩幅間隔のテープを貼り、テープをまたぐように歩くと一歩が出やすい

段差をなくす

敷居やじゅうたんのへりなど室内の段差をできるだけなくし、つまずかないようにする

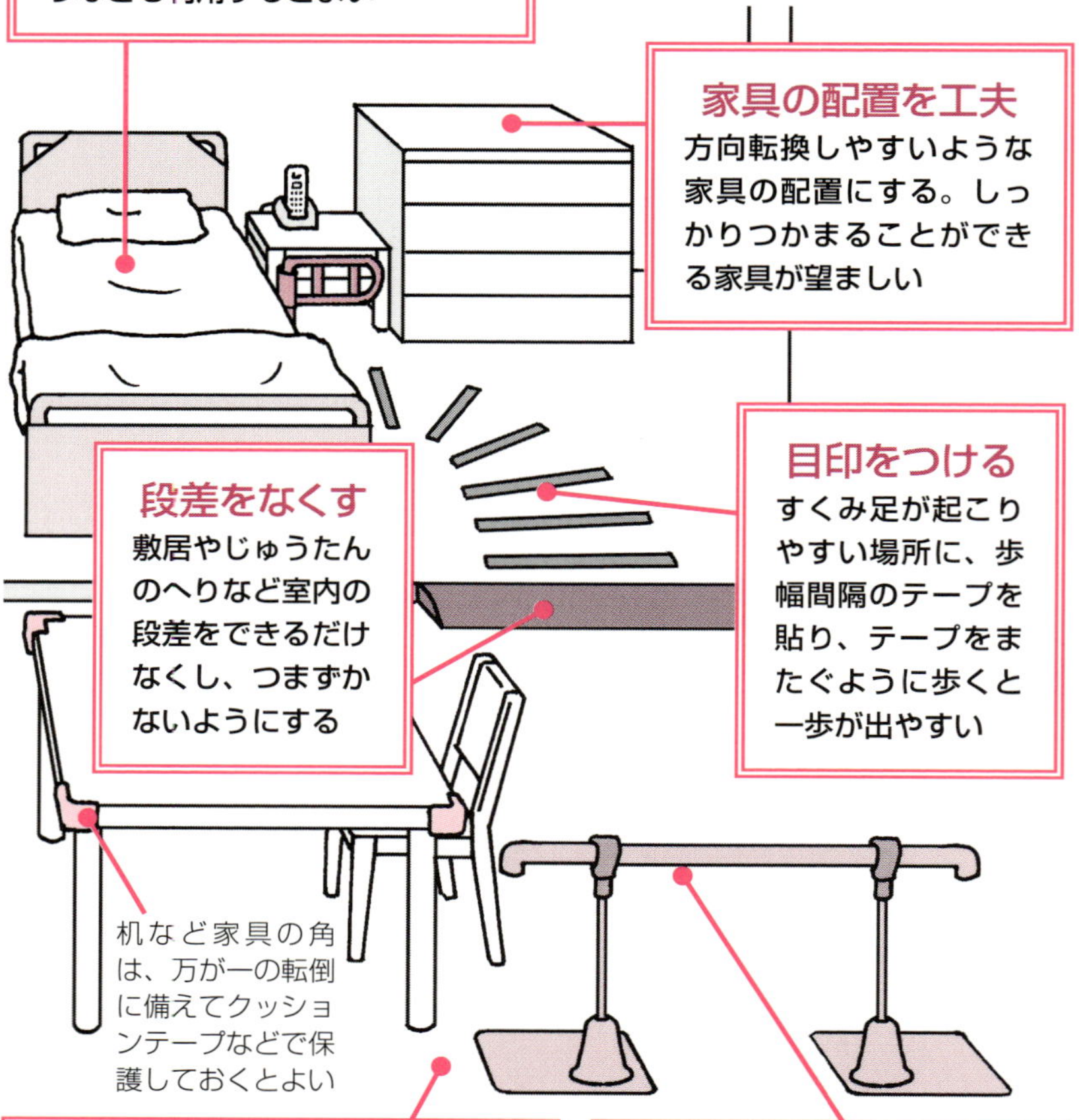
机など家具の角は、万が一の転倒に備えてクッションテープなどで保護しておくとよい

床の上はすっきり

通るところに物が置いてあると足がすくんで転びやすくなるので、床や畳の上はすっきりさせておく。電気コードは壁沿いにまとめる

手すりの設置

手が届く範囲に手すりや支柱を設置すると移動しやすい。床に置くタイプのものもある

トイレ・浴室の整備も大切

自立した生活を続けるために、トイレに行くときやお風呂に入るときの環境も整備しましょう。家族は安全確認の声かけを心がけておくと、さらに安心です。

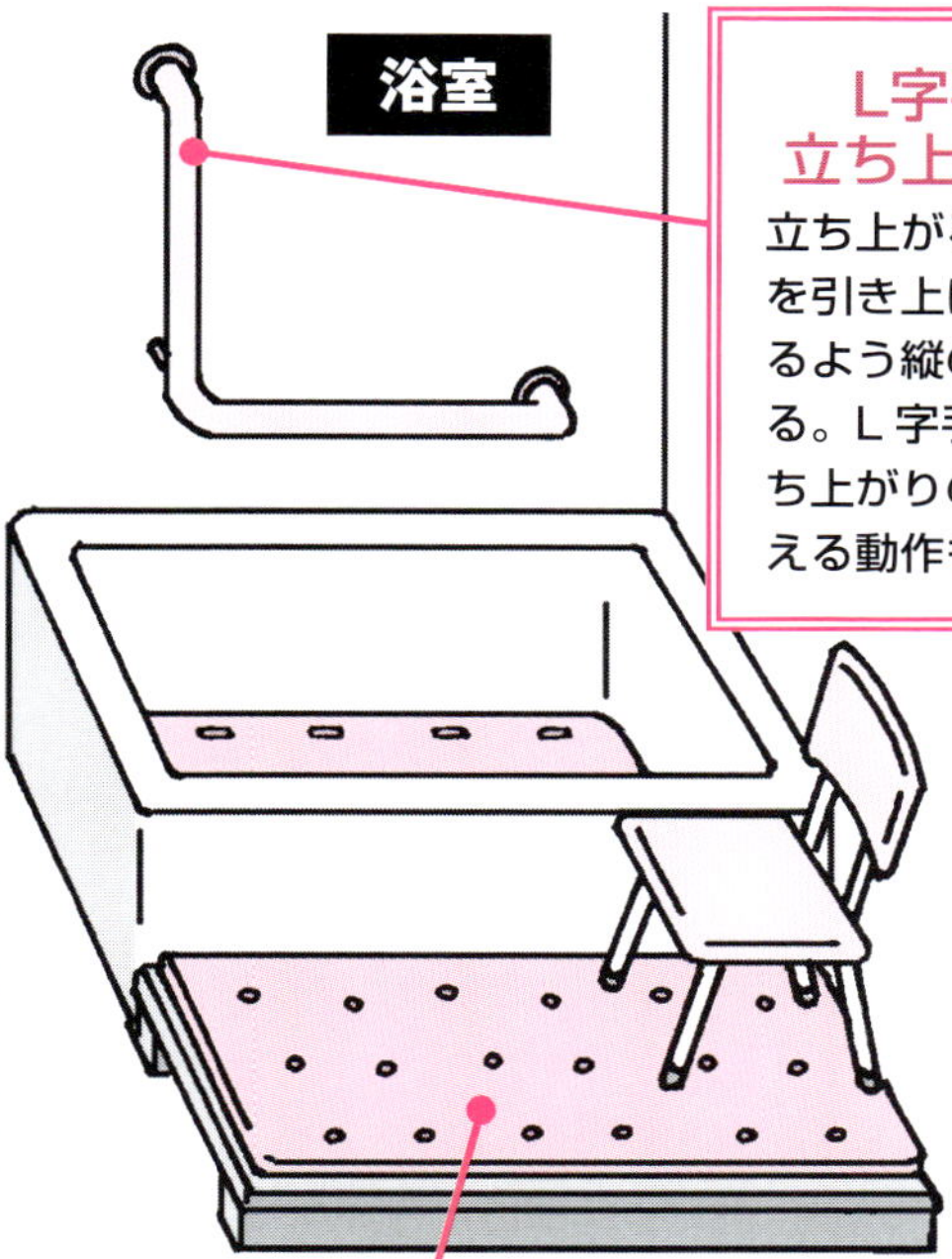

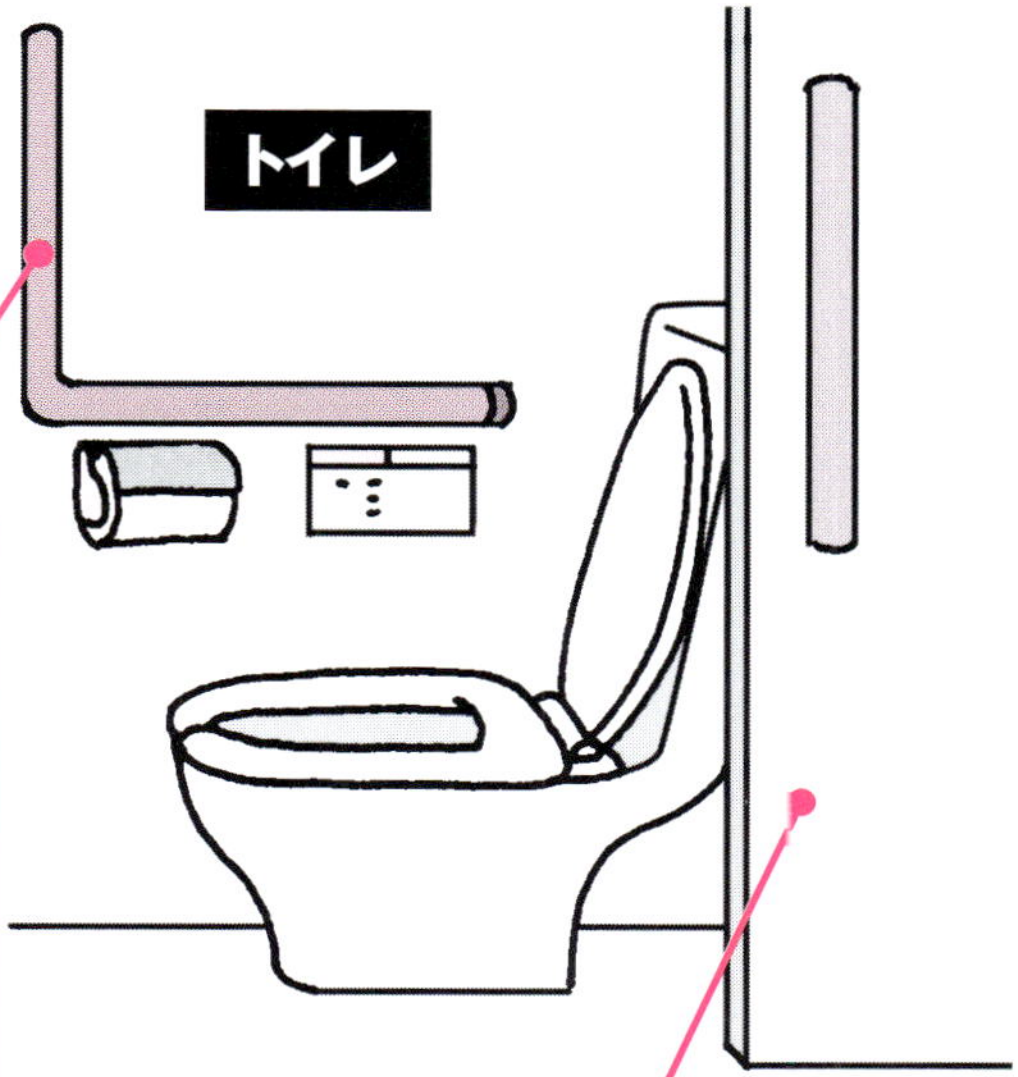

L字手すりで立ち上がりを補助

立ち上がる場所には、体を引き上げることができるよう縦の手すりをつける。L字手すりだと、立ち上がりのほか向きを変える動作も楽になる

出入り口は横にあるほうが楽

出入り口のまっすぐ奥に便座がある場合、便座に腰かけようとすると体の向きを180°変えなければならない。向かって右側か左側に便座があるほうが、体の向きを90°だけ変えればいいので動きやすい

滑り止めを敷く

浴室は転びやすいので、洗い場と浴槽内に、それぞれゴム製のマットを敷いて滑りにくくする

専門家にみてもらって改修ポイントをさがそう

どこをどのように改修・整備すれば、安全で動きやすい環境を整えられるのか、患者さんや家族だけでは、そのポイントがわかりづらいことがあります。また、現在の体の状態よりも少し先を見越して、計画的に環境を整えていく必要もあります。

住宅改修は、介護保険サービスの対象になるので、まずは各市区町村にある地域包括支援センターかケアマネジャーに相談し、専門家に家の造りや生活の様子をみてもらいながら、改修すべきポイントを探していきましょう。

発声練習

大きな声を出すのも運動になる

パーキンソン病では、声が小さくなる、抑揚がなくなる、発音が不明瞭になるなど、しゃべり方の障害が生じやすくなります。そのため発声練習も大事なリハビリのひとつです。

大声を出す感覚を取り戻す

　パーキンソン病の患者さんの声の大きさは、自分が思っている以上に小さいもの。自宅でもできる訓練で、大きな声を出す感覚を取り戻しましょう。

自宅でできる発声訓練に「プッシング・プリング法」がある。腰かけた椅子に手をかけて引っ張り上げると同時に、「えいっ！」と大きな声を出してみよう

えいっ！

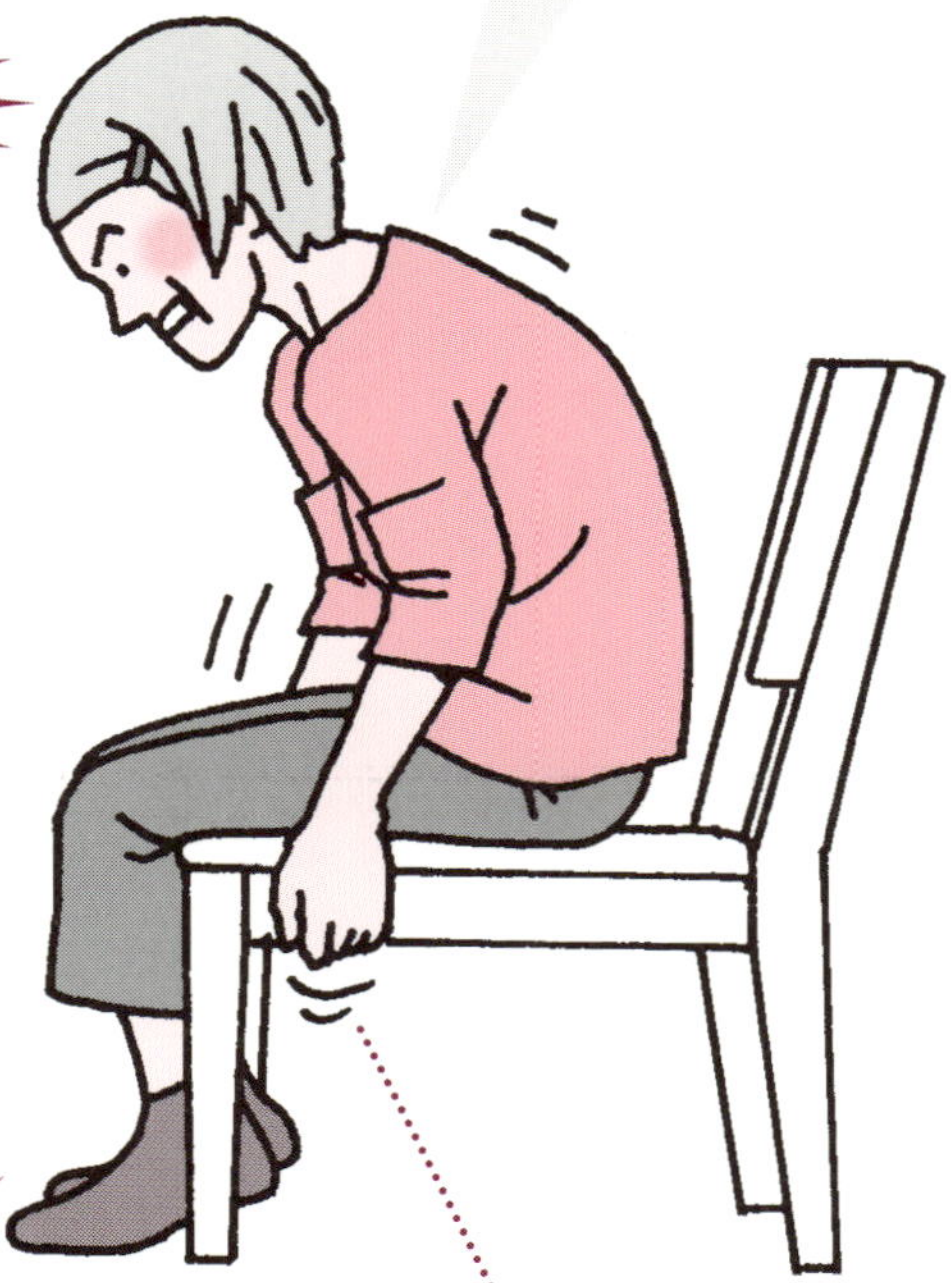

大きな声を長く伸ばす

　大きな声を出す感覚がよみがえったら今度は思いきり息を吸い、大きくはっきり「あー」「えー」と発声し、それぞれできるだけ長く伸ばします。男性で30秒、女性で20秒を目標に。

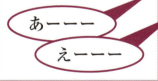

あーーー

えーーー

こんな動作でもOK

- 左右の手のひらを合わせ両側から押す
- 手のひらで壁を押す

ひとつの動作を一気におこない、力を入れたときに声を出すと、大きな声が出やすい

口やのどの動きの改善をはかる

　パーキンソン病で起きてくる、呼吸に関係する筋肉や声を出す筋肉などの障害は、しゃべり方の異常につながります。
　薬が効きにくい症状なので、発声練習

知らず知らずのうちに練習になる「お楽しみ」

人に伝わるような音量で歌を歌うカラオケやコーラス。パーキンソン病の人にとって、知らず知らずのうちに発声練習ができる、うってつけの娯楽といえます。

カラオケ

知らず知らずのうちに、
しゃべり方の障害を改善したり、
進行を防いだりするのに、
有用なリハビリになります。
楽しい気分で取り組めるのも
大きなメリットです。

コーラスサークル

サークル活動として仲間と
いっしょに歌うと、楽しく会話したり、
笑いあったりする機会が増え、
ステップアップした発声練習が
自然にできます。

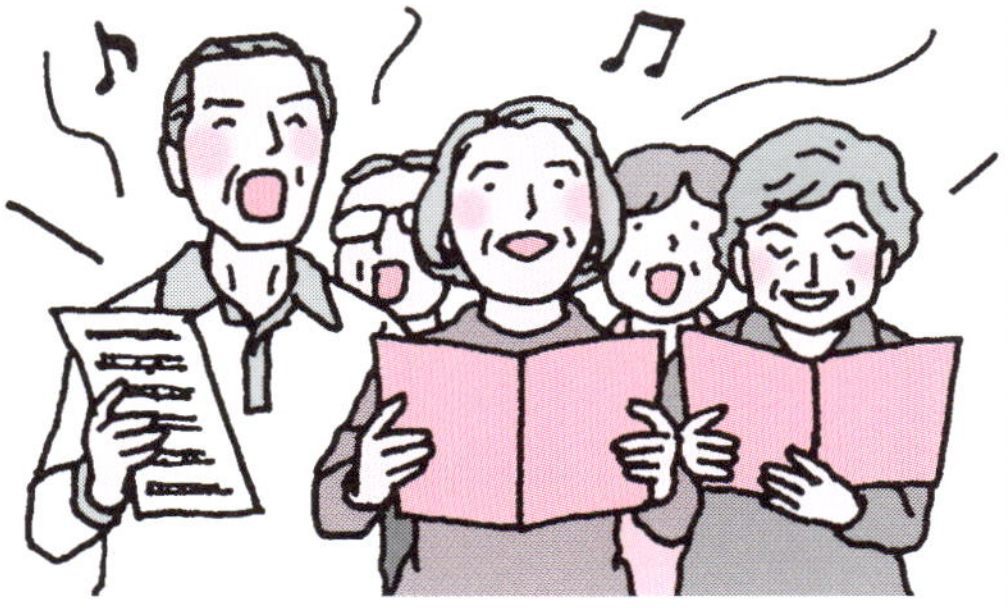

舞台に立つつもりで発声練習をしよう

大きなよい声で、50音や早口言葉を言ってみましょう。「おはよう」などのあいさつ言葉のくり返しや、「か」から始まる言葉などルールを決めていくつも単語を言ってみるのもよい練習になります。

▼発声練習の例

あえいうえおあお	かけきくけこかこ
させしすせそさそ	たてちつてとたと
なねにぬねのなの	はへひふへほはほ
まめみむめもまも	やえいゆえよやよ
られりるれろらろ	わえいうえおわお
がげぎぐげごがご	ざぜじずぜぞざぞ
だでぢづでどだど	ばべびぶべぼばぼ

気に入った文章を朗読してみよう

自分が気に入った文章を、大きなよい声で朗読してみましょう。新聞記事でも詩でも絵本でも、読み上げるものはなんでもかまいません。

で、口やのど、呼吸筋の動きを改善させていきましょう。ふだんの会話も二割増し、大きな声を出すように心がけるとよいでしょう。

同じ部位の筋肉の衰えで起きやすい嚥下障害の改善も期待できます。

COLUMN

注目される新リハビリ法
リー・シルバーマン療法

「大きく」がキーワード

パーキンソン病のリハビリテーションとして、今、注目を集めているのがリー・シルバーマン療法（LSVT）です。米国で開発された方法で、しゃべり方の障害に対する「LSVT LOUD」と、運動障害に対する「LSVT BIG」の二つがあります。大きく声を出す、大きく体を動かすのが、LSVTのポイントです。

日本でも、LSVT LOUDの資格をもつ言語聴覚士や、LSVT BIGの資格をもつ理学療法士、作業療法士が少しずつ増えており、一部の病院や施設ではこのリハビリを指導しています。

声

LSVT LOUD

大きな声を出す練習をして、普通の声の大きさで話すことができるようにしていく。声の大きさ、抑揚、声の質、顔の表情、嚥下機能などの改善に有効と報告されている

運動

LSVT BIG

体のさまざまな部位を大きく動かす練習をする。この訓練で、自分では正常と感じている患者さんの「小さい動作」を、大きいと感じている「正常な動作」へと改善させ、正常な動作ができるようにしていく。効果の検証が進められているところ

マンツーマンでの訓練
1日60分×
週4日連続×
4週間

＋

宿題は毎日

いずれも４週間にわたって実施される。本人のやる気が欠かせない

英語のサイトだが以下のURLにアクセスすると
日本で資格をもつ人を検索できる
http://www.lsvtglobal.com/LSVTFindClinicians

5

困った症状も工夫しだいで乗り切れる

さまざまな症状が現れるようになったら
「これもパーキンソン病の一部かも？」と
考えておくことが重要です。医師に相談しながら
不快症状を解消する方法を探っていきましょう。
少しでも苦痛を減らすことで、暮らしやすさがアップします。

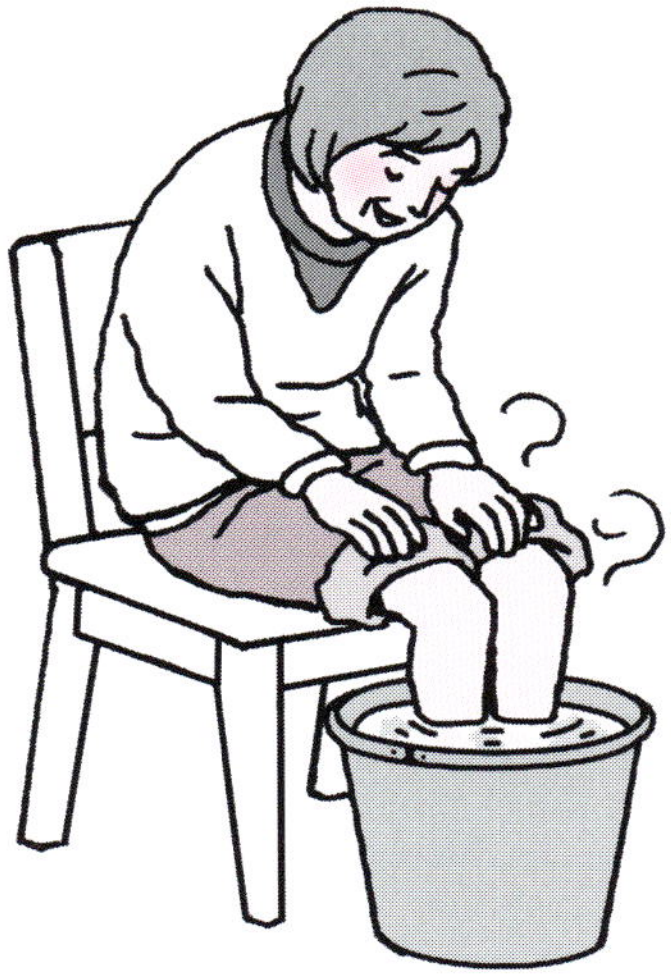

心がまえ

パーキンソン病との関係を疑うことが大切

じつにさまざまな非運動症状も現れる病気が、パーキンソン病です。困った症状が出てきたら、パーキンソン病との関係を疑って、まずは主治医に相談することが大切です。

医師まかせにしない!!

今の自分の症状を医師にきちんと伝えることで、よりよい治療に結びつく可能性が高まります。

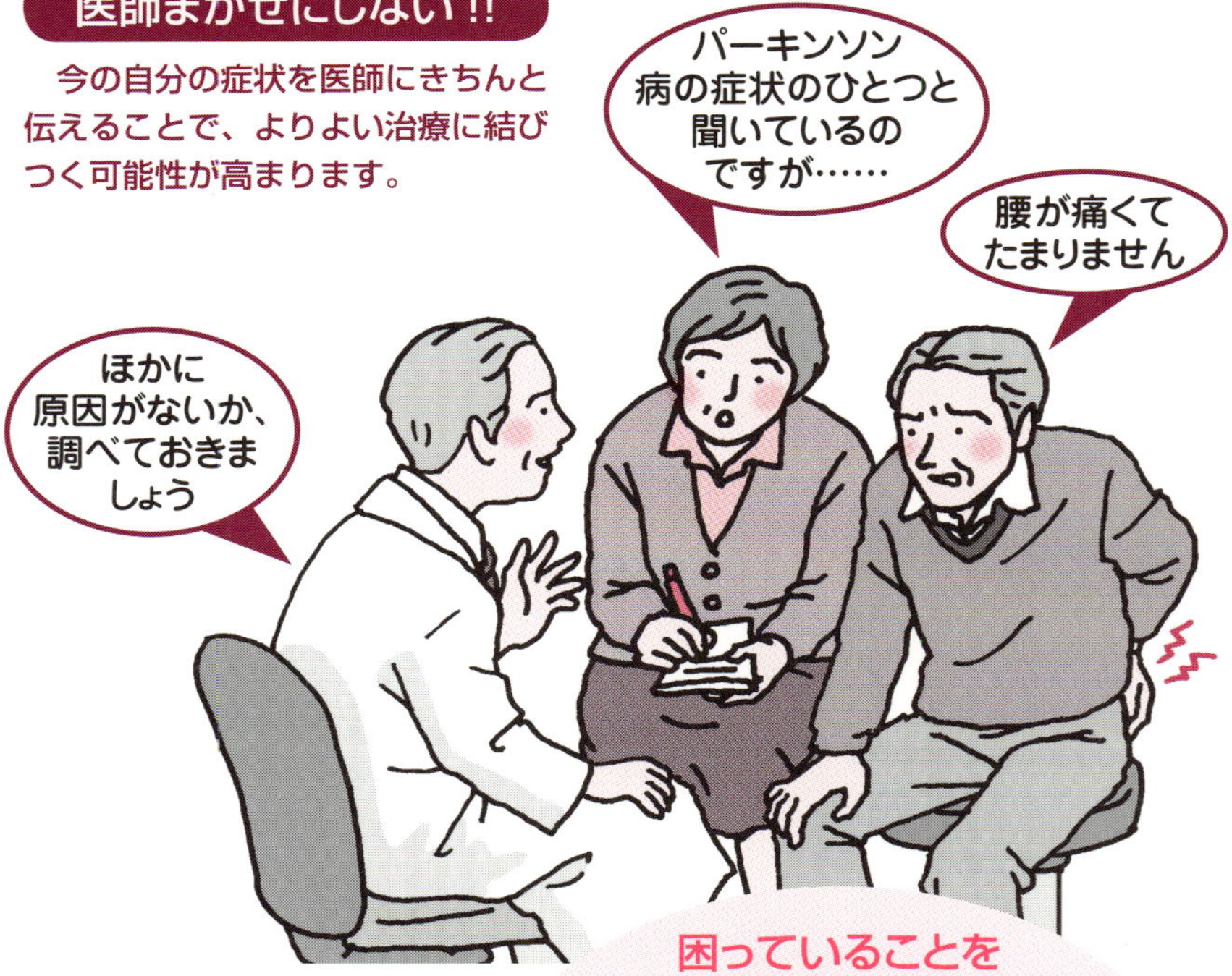
パーキンソン病の症状のひとつと聞いているのですが……
腰が痛くてたまりません
ほかに原因がないか、調べておきましょう

他科での治療が必要かどうか判断してもらうためにも、主治医に相談を

困っていることをきちんと伝える

今、困っている症状がパーキンソン病と関係しているのかどうか、患者さんにはなかなか判断がつきません。受診するべきかどうか迷うような症状が出てきたとき、まずは主治医にそのことを要領よく伝えましょう。

すべて「パーキンソン病のせい」と決めつけない

いろいろな症状がパーキンソン病のみで起きているとはかぎりません。たとえば、頻尿で前立腺肥大が、腰痛で腰椎の変形がみつかることもあります。すべてパーキンソン病のせいという決めつけは危険です。

微妙なさじ加減が必要になっていく

多彩な症状が現れるパーキンソン病では、ある症状への対応が別の症状を悪化させることがあります。「頻尿の治療薬を飲んだら便秘やもの忘れが悪化した」「うつ

状態をよくするための薬の影響で立ちくらみがひどくなった」「足のむくみをとるために利尿薬を飲んだら血圧低下をまねいた」など、なかなか一筋縄ではいかないのです。

さまざまな症状に対する治療薬の使い方は、医師の微妙なさじ加減が必要です。実感する効果と副作用の症状を患者さん自身がしっかり把握して、それを医師にきちんと伝えることで、よりよい改善策につながっていきます。

急に悪化したとき見直したいこと

パーキンソン病は、基本的にゆっくり進行します。急に症状が悪化したときには、生活面でのちょっとした変化が関係していることが少なくありません。

感染症にかかっていないか?

風邪や気管支炎、膀胱炎など、身近な感染症も運動症状を悪化させます。ちょっと風邪をひいたくらいでも、体の動きがかなり悪くなることがあるので注意しましょう。

- 感染症を疑ったら必ず受診。かかっていたらすぐに治療して治すことが肝心

必要のない常用薬を飲んでいないか?

胃薬として市販でも買える、胃酸の分泌を抑える薬は、パーキンソン病治療薬の吸収を妨げ、運動症状を悪くするおそれがあります。

胃潰瘍《いかいよう》で胃酸を抑える薬が必要になっても、定期的に医師にかかって胃の状態を調べてもらい、半年以上、だらだら常用するようなことは避けましょう。

- パーキンソン病治療薬の副作用で吐き気が強いときは、ドンペリドン（商品名ナウゼリン）という吐き気止めが有効。この薬は症状を悪化させない

防寒対策はできている?

寒くなると、筋肉のこわばりが強まり、体の動きが悪くなりやすいもの。冬場は下着を1枚よぶんに重ね着したり、厚めの靴下をはいたりして保温につとめましょう。

- 外出時はマフラーや帽子、手袋などを活用
- 夜間のトイレ時には上着をはおる、トイレ内に遠赤外線ヒーターを置くなどの工夫を

大きなストレスになるような変化はあった?

脳内のドパミン量は気分や体調の変化で大きく変動します。身近な人の死など悲しい出来事や負担の大きいストレスに見舞われると、体の動きが急に悪くなることがあります。精神的な緊張をやわらげることが大切です。

- つらい気持ちをひとりでかかえ込まない。家族や友人、主治医などと話をしよう
- 家族はじっくり話を聞こう

元気がない

うつや意欲低下、疲れには動ける体づくりを

パーキンソン病の精神症状として病気の初めから現れやすいうつ状態。一般的なうつ病とは少し違うため、治療もパーキンソン病自体の症状として対応していく必要があります。

一般的なうつ病とは少し違う

パーキンソン病のうつ症状は、症状が起こる原因や症状の現れ方が、いわゆる「うつ病」とは少し違います。

神経そのものに変性がみられる

うつ病では、セロトニンなど神経伝達物質が減少することで、神経系の働きの低下がみられます。パーキンソン病では、パーキンソン病の病変が脳幹の橋にある青斑核など、うつ症状を起こしうる中枢神経を障害し、変性させることで生じるとされています。

ゆううつ感より目立つのは意欲の低下など

パーキンソン病に伴ううつ状態では、ゆううつな気分などはあまり目立ちません。元気が出ない、意欲がわかない、楽しみが感じられないなどといった様子や、疲労感や倦怠《けんたい》感など体に関する不調の訴えが増えるのが特徴的です。

▼現れやすい症状

うつ病	←→	パーキンソン病に伴ううつ
ゆううつ感	疲労感	自発性・意欲の低下
自責感	倦怠感	集中力の低下
挫折感	不眠	不安感
罪悪感	食欲低下	

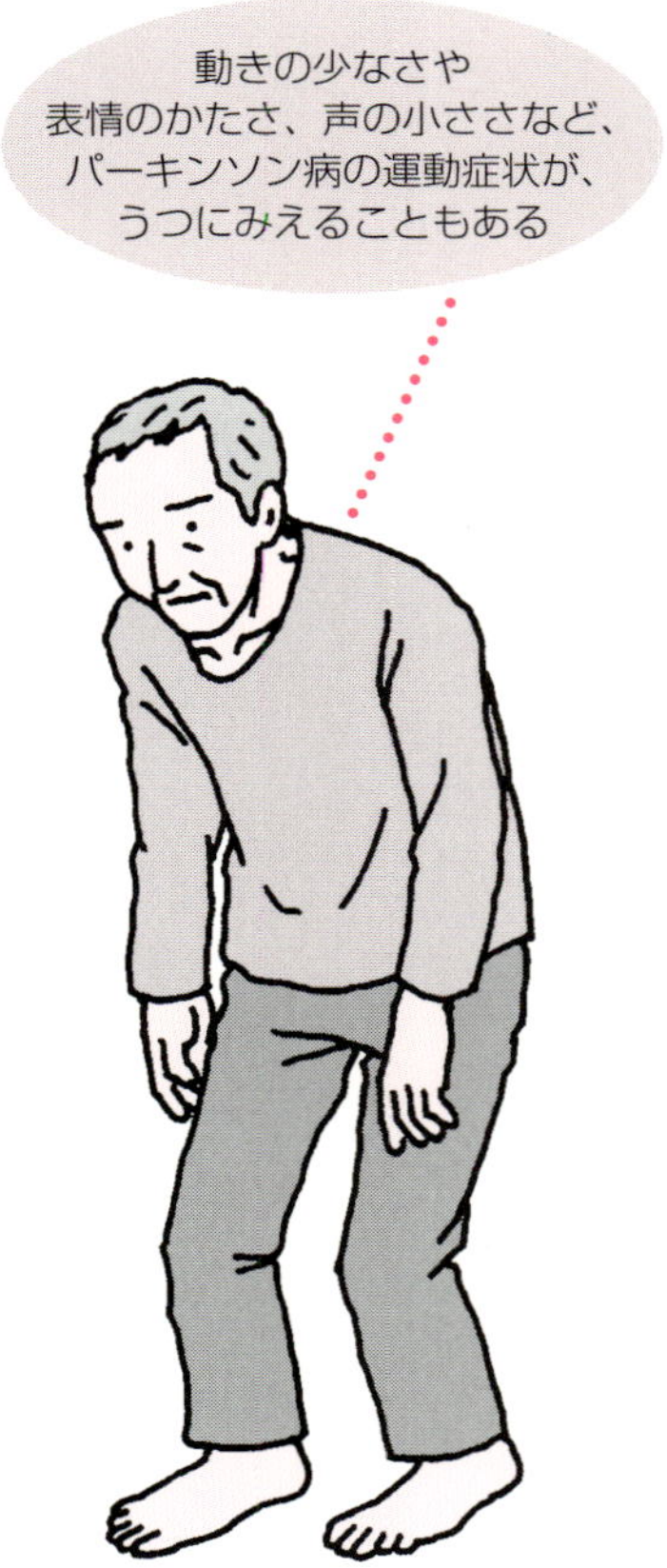
動きの少なさや
表情のかたさ、声の小ささなど、
パーキンソン病の運動症状が、
うつにみえることもある

パーキンソン病の治療で改善していくことも多い

うつ症状がある場合、まずは運動症状への治療をしっかりおこないます。運動症状のコントロールが不十分なまま抗うつ薬を使用しても、はかばかしい効果は得られず、むしろふらつきなどの弊害ばかりが強くなるおそれがあります。

動ける体をつくり活動性を高める

パーキンソン病のうつに対しては、まずは運動症状をきちんとコントロールしていきます。動ける体をつくって活動性を高めることが、うつ症状の改善にも有効です。

運動症状の良好なコントロールを目指す

ドパミン補充療法をしっかり続けます。とくにプラミペキソール（商品名ビ・シフロール）など、いくつかのドパミンアゴニストには、うつ症状の改善効果が認められており、使用が推奨されています。

ドパミン補充療法

＋

ドパミンアゴニストを追加

↓ 必要に応じて

抗うつ薬の使用を検討

オフ時だけ目立つ場合はウェアリング・オフの治療をしっかりと

薬が切れたオフ時だけうつになる場合は、オフ時の運動症状の悪化を、ドパミン系薬剤と非ドパミン系薬剤を使ってきちんと改善させていきます。

「出かける場」をつくろう

運動症状をよくして動ける体になれば、外出しやすくなります。出かけることはそれだけで運動になります。

運動にはうつ症状を改善する効果が期待できます。体を動ける状態にすると同時に、家族もお膳立てするなどして、出かける場をつくりましょう。

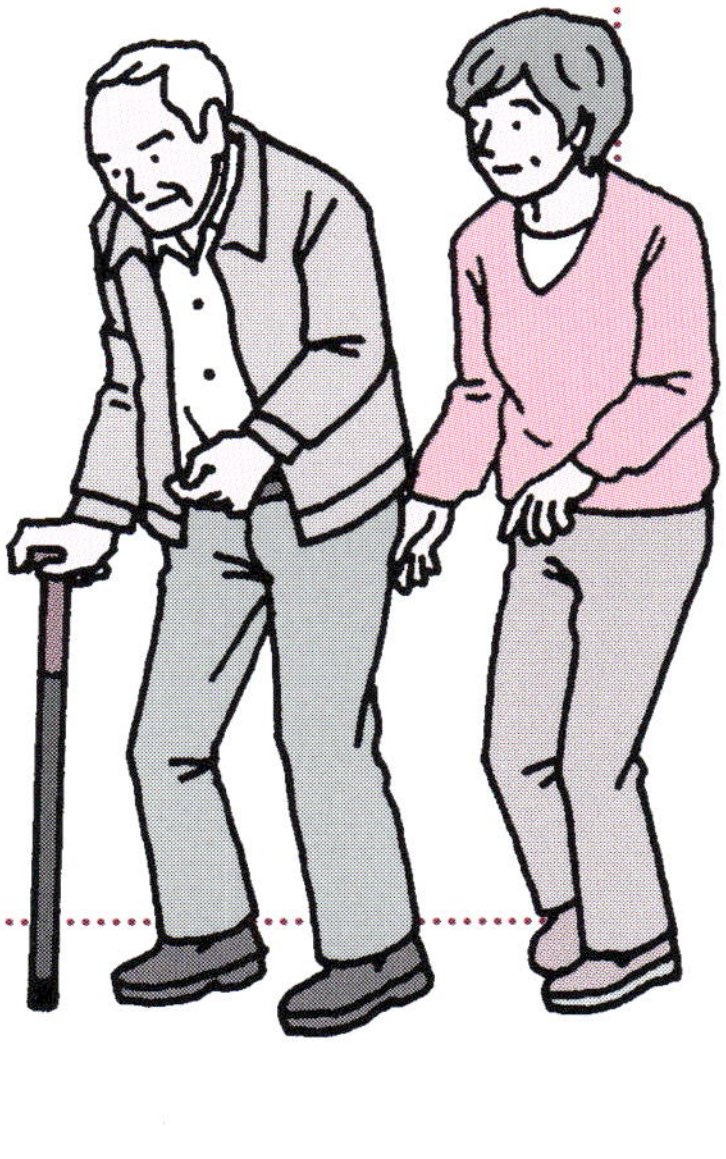

家に閉じこもってばかりいないようにしよう

身近な家族だけでかかえ込まない

うつ症状は、患者さんにとってとてもつらいもので、生活の質に影響をおよぼします。身近な家族にしても、どう対処していいのかわからず、悩みを深めがちです。

うつと思われる症状が出たら、患者さんと家族だけでかかえ込まないことが大切です。まずは主治医に相談し、よりよく生活するための解決策を探していきましょう。

幻覚・妄想を訴える

ありえなくても頭ごなしに否定しない

幻覚や妄想の訴えは、周囲の人をとまどわせる症状のひとつ。しかし、「おかしなことを言わないで！」などと頭ごなしに否定せず、患者さんの訴えにまずは耳を傾けてください。

「ありえないこと」を訴える

そこにはいない人や小動物、ないはずのものや光景が見える幻視や錯覚、実際にはそこにいない人の会話が聴こえてくる幻聴や、なにかに触られている幻触などを訴える

知らない人が部屋にいるよ！

がやがやうるさいねえ

○ よい対応

本人にとっては現実だと理解したうえで話を聞く

はたから見れば、理解に苦しむ思い込みであっても、本人にしてみれば自分が訴える幻覚はまさに現実。そのことを理解したうえで、まずは訴えに十分に耳を傾ける

そうなの？

幻視ならいっしょに確認する

幻視の症状なら、どんなものが、どこにあるように見えているのか、話を聞いて、そのうえで、いっしょに幻視に近づいて触ってみたりする。幻視は触ると消えることが多い

このあたりかな？

場面を変えるのも一法

幻視は、その場から離れると戻ったときには消えていることが多いので、場所を変えて別のことをするように誘ってみるのもひとつの方法

× 避けたい対応

否定し、説得しようとする

現実でないことをわからせるために、「そんな人はいない」「なにもない」と否定したり、「ばかなことを言わないで」と怒ったりする

本人の不安、混乱が強まり、妄想に発展することも

現実としか思えない現象をまわりから強く否定されると、本人の不安や混乱が強まりがち。「私をだまそうとしている」などという妄想をいだくようになることも

不安や混乱をまねく対応はしない

幻覚や妄想は、不安や混乱に陥りやすい症状。周囲の適切な対応が必要です。

進行すると半数以上が経験するよくある症状

幻覚や妄想は、パーキンソン病が進行してくると、半数以上の患者さんにみられる症状です。加齢とあいまって病気そのものの症状として起こりやすく、パーキンソン病の治療薬の追加や増量で症状が悪化する場合もあります。

また、風邪薬や頻尿の治療薬、精神安定薬が誘因になったり、体調不良や環境の変化、ストレスで症状が出たりすることがあります。

本人の折り合いがつけばそれでよい

本人が「自分にしか見えない」などと納得したり、納得とまではいかなくても、いやな気持ちや恐怖心が消えたりして、「まあ、いいか」と折り合いがつけばそれでよい

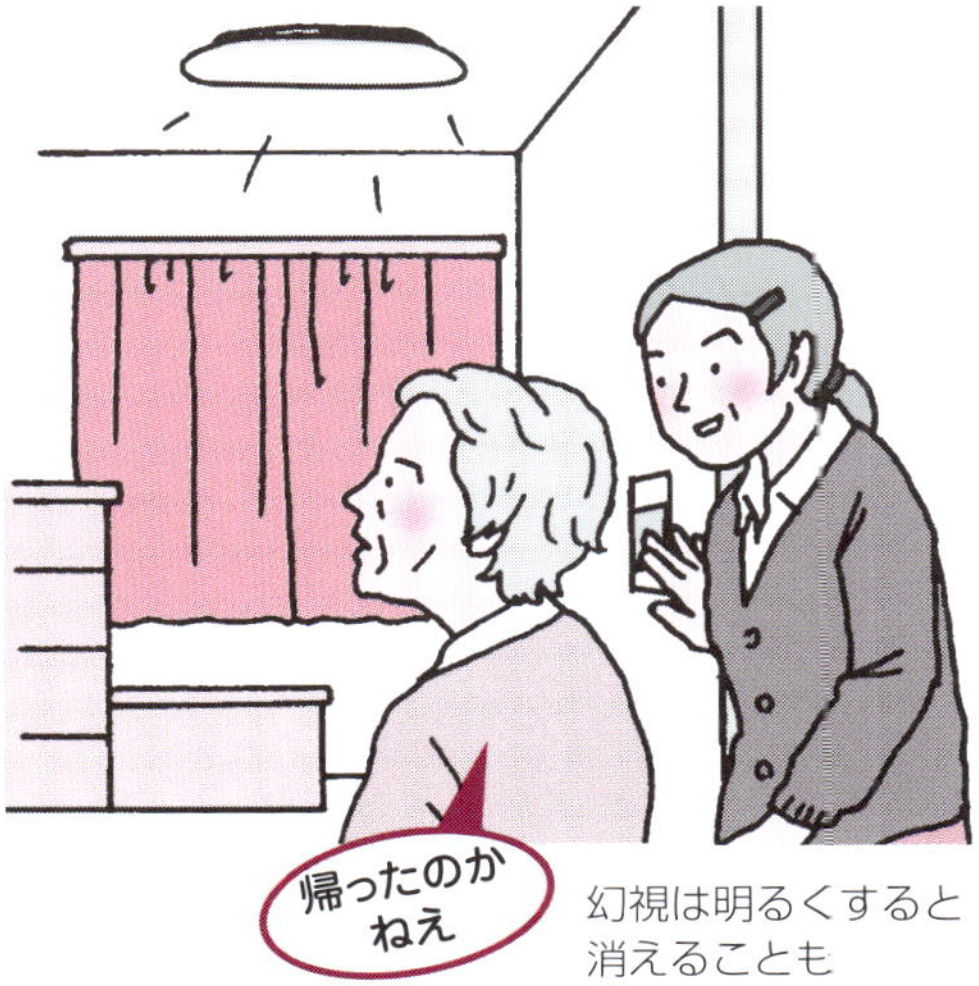

幻視は明るくすると消えることも

服薬内容の見直しも検討する

本人が幻覚や妄想をかたく信じ、日常生活に支障が出ている場合は、服薬の見直しを検討します。

最後に加えた薬物を中止する

↓

幻覚が出やすくなる要因を減らす

体調管理	発熱、感染症、脱水、栄養障害、視力障害などに注意。ストレスや不安の軽減も大切
環境整備	暗がりやものかげ、散らかった部屋は、見間違いや幻視をまねきやすい。部屋はすっきり片付けて、とくに夕方以降は家の中を明るめに保つ。就寝中も常夜灯は消さない

↓

パーキンソン病治療薬の見直し

幻覚や妄想を起こしやすい抗コリン薬、アマンタジンやドパミンアゴニストなどは減量・中止。精神症状を悪化させにくいレボドパ配合薬を増量し、運動症状の改善効果を補う

抗認知症薬の服薬を検討

認知機能障害の進行で幻覚や妄想が目立つようになるので、抗認知症薬の併用も検討する(→80ページ)

認知機能が低下してきた

抗認知症薬の使用で改善が見込める

脳が営む知的な働きを、まとめて認知機能といいます。認知機能の低下が生じることもありますが、早い段階から抗認知症薬を使用することで、改善や進行予防が期待できます。

▼パーキンソン病で起きやすい認知機能障害

- ●遂行機能障害…手際が悪くなる
- ●注意機能障害…集中力がなくなる
- ●視空間認知障害…図形の模写や車の車庫入れが下手になる。錯覚
- ●記憶障害…もの忘れ

認知機能低下のサイン

次のような症状が目立つようになったら要注意。認知機能が低下してきたサインかもしれません。

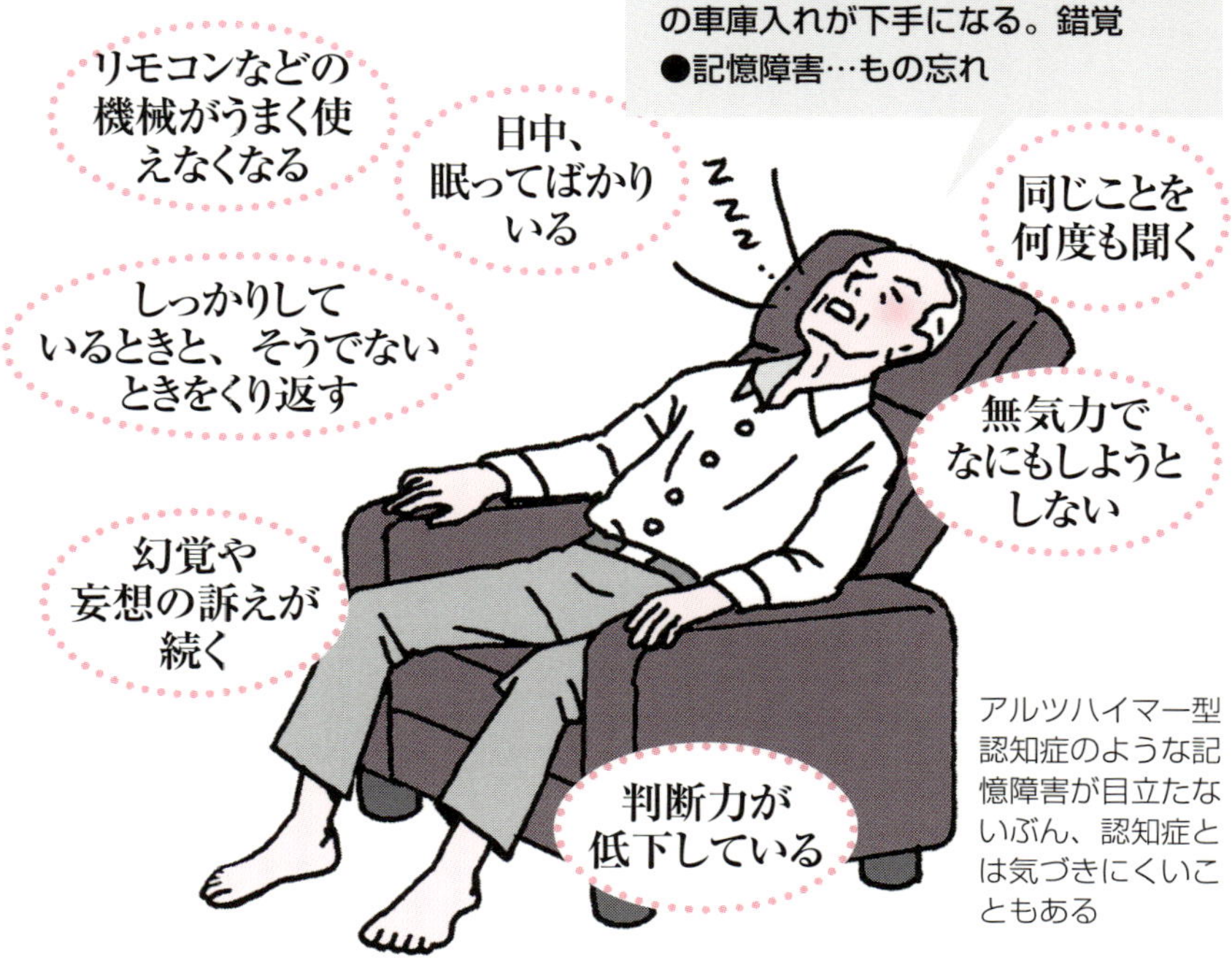
リモコンなどの機械がうまく使えなくなる
日中、眠ってばかりいる
同じことを何度も聞く
しっかりしているときと、そうでないときをくり返す
無気力でなにもしようとしない
幻覚や妄想の訴えが続く
判断力が低下している

アルツハイマー型認知症のような記憶障害が目立たないぶん、認知症とは気づきにくいこともある

▼認知症のとらえ方

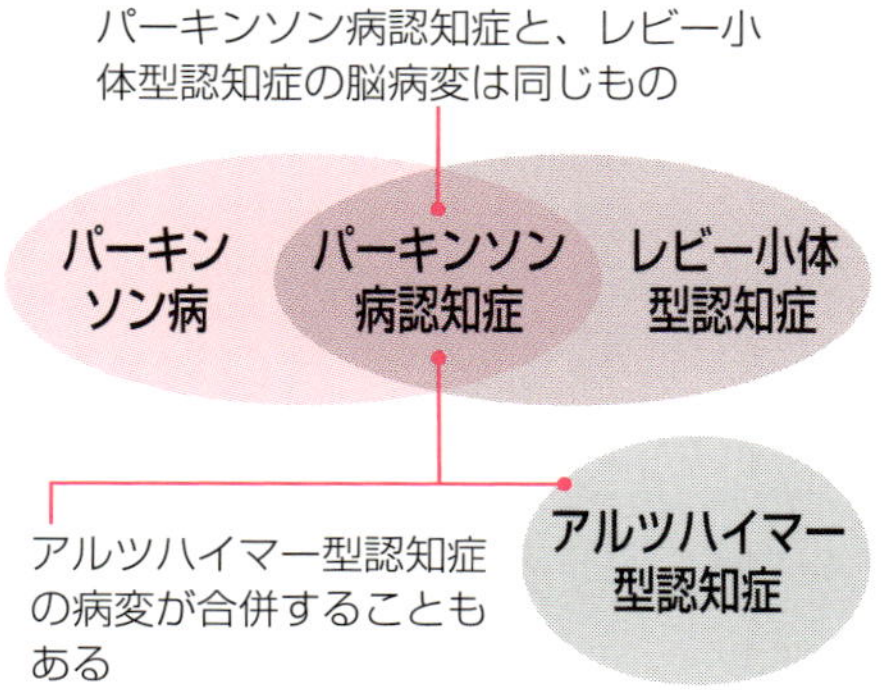
パーキンソン病認知症と、レビー小体型認知症の脳病変は同じもの
パーキンソン病
パーキンソン病認知症
レビー小体型認知症
アルツハイマー型認知症
アルツハイマー型認知症の病変が合併することもある

早めの対策で進行は抑えられる

パーキンソン病に合併する認知症は、レビー小体型認知症と「地続きのひとつの疾患」であることが知られるようになっています。

そのぶん、パーキンソン病の患者さんは、健常者にくらべるといく

らか認知症になる可能性が高いといえます。

気になる症状が現れたら、すぐに主治医に相談しましょう。早い段階から抗認知症薬で対処すれば改善が見込めますし、進行を抑える効果も期待できます。ドパミン補充療法が充実してきた現在、合併する認知症がパーキンソン病患者さんの予後を大きく左右するともいわれています。

服薬と生活改善で進行を抑える

認知機能の低下がみられる場合には、早いうちからの対応がとても重要です。適切な対応で、進行を抑えていきましょう。

抗認知症薬が有効

パーキンソン病に合併した認知症には、抗認知症薬のコリンエステラーゼ阻害薬が、ある程度有効とされています。ただし、パーキンソン病に対して保険適応が認められている薬ではないので、使用の際は医師との十分な相談が必要です。

▼抗認知症薬の種類

	一般名	主な商品名
コリンエステラーゼ阻害薬	ドネペジル	アリセプト
	ガランタミン	レミニール
	リバスチグミン	リバスタッチ
NMDA受容体拮抗薬※	メマンチン	メマリー

※コリンエステラーゼ阻害薬とは異なる作用で認知機能の改善をはかる薬。併用されることもある

閉じこもらずに出かけよう

家族などにも協力してもらい、家に閉じこもらずに出かけるようにしましょう。自然と運動量もアップしますし、人との交流もできます。

近所づきあいや趣味のサークル活動は、できるだけ続けましょう。

たくさん会話をしよう

会話をしているとき、脳は活発に働いています。「人と話すこと」を心がけましょう。デイサービスなどを利用して、いろいろな人と話をするのもおすすめです。

体を動かそう

１日30分程度のウォーキングを日課にしましょう。歩くことは、運動症状を改善すると同時に認知機能の低下を抑える効果もある一挙両得の対処法です。

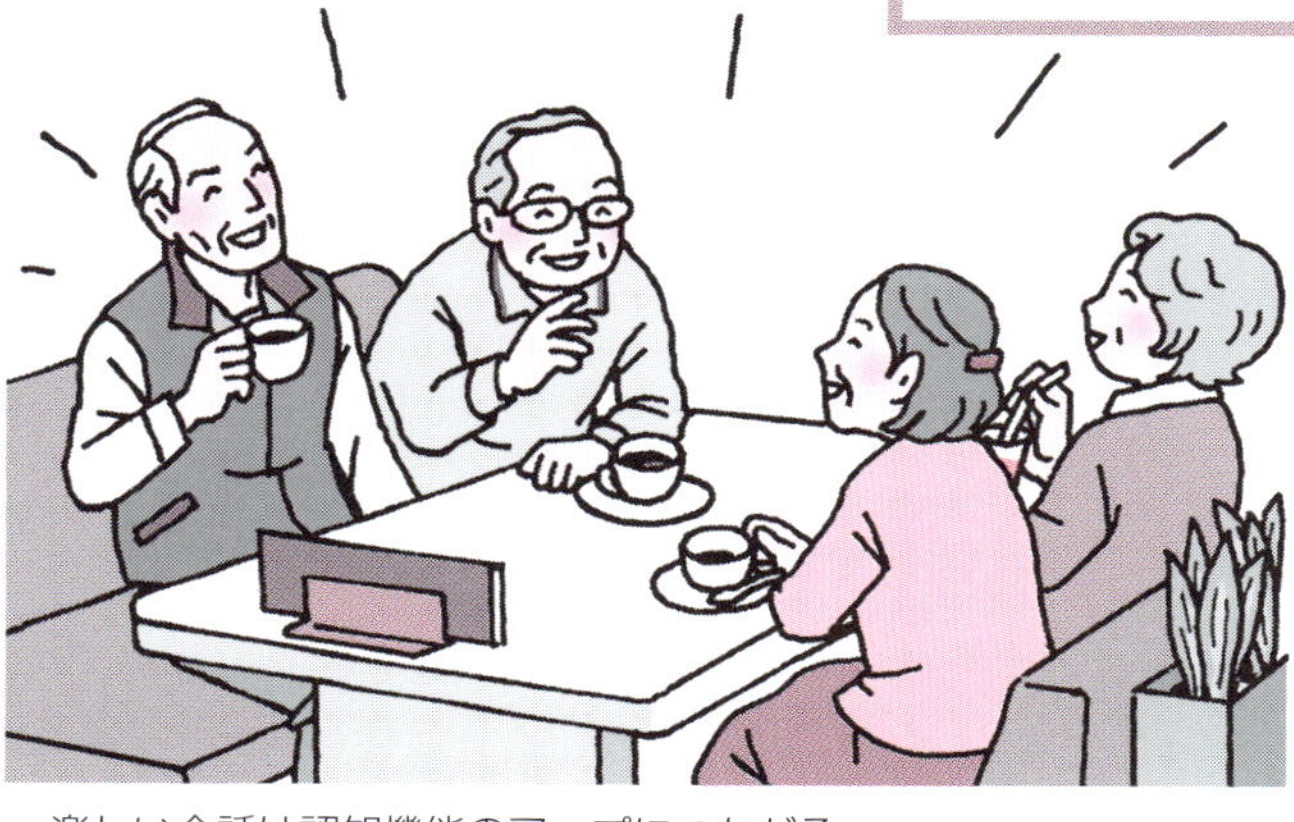

楽しい会話は認知機能のアップにつながる

常識はずれのことをする

治療薬の影響で衝動的になることも

パーキンソン病の治療中に、衝動的になったり常識はずれなことをしたりする行動異常が、患者さんに起こることがあります。本人には自覚がないので周囲の気づきが大切です。

薬の影響が疑われる行動

行動異常は、ドパミンアゴニストやレボドパ配合薬の服用で起こりやすいとされています。その影響が疑われる行動には、次のようなものがあります。

ギャンブルにのめり込む

パチンコや競馬など賭けごとにのめり込むようになる。ときには金銭的に破たんするような深刻な事態に陥ることも

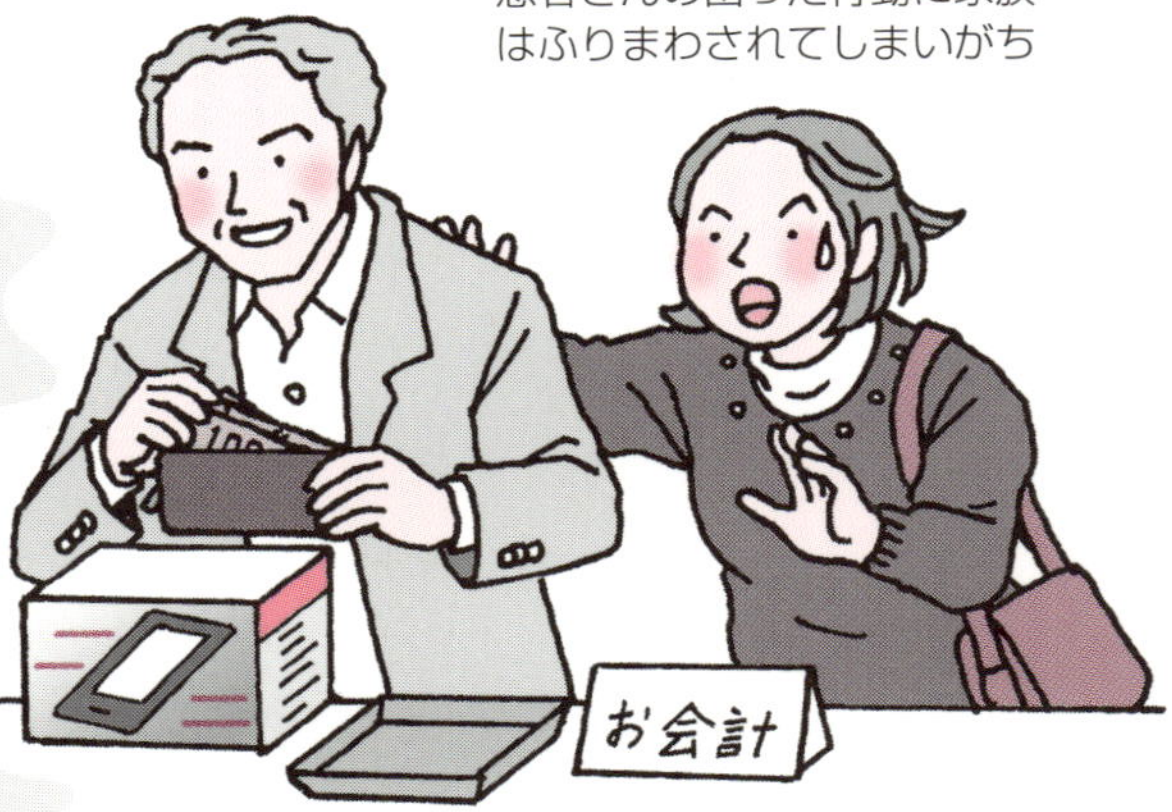

患者さんの困った行動に家族はふりまわされてしまいがち

買い物依存

とくに今必要なわけでもないのに、身のまわりの日用品や自分が気に入った服飾品などを、お金のことを考えずに買いあさるようになる

性行動が過剰に

性的な欲求が異常に高まって、性行動が過剰になりやすい

むちゃ食い

食欲旺盛が度を超して、むちゃ食いに走るようになる

レボドパを飲みたがる

処方された１日の分量以上にレボドパ配合薬を飲みたがるようになる

意味のない行動をくり返す

たとえば机をくり返し叩いたり、タンスの引き出しを開けて中のものを出したりしまったり、機械の分解・修理をくり返したりと、異常な反復行動がみられる

「こういうことがある」と知っておくことが大切

行動異常は、本人が異常と感じないことが多く、しかもパーキン

あきらめずに対応する

行動異常は、本人には自覚がないため、家族など身近な人が異常に気づき、患者さんに伝える必要があります。以前と行動が違うことをていねいに説明し、根気よく対応していきましょう。

つつみ隠さず主治医に相談する

行動異常は、パーキンソン病の治療薬の影響と思わないまま、放置されることがあります。兆候があれば、できるだけ早く主治医につつみ隠さず相談を。人間関係が悪化したり、金銭的な問題が起こったりする前に、対処法を考えていきましょう。

治療薬の見直しで落ち着くことも

運動症状とのバランスをみながら、ドパミン系薬剤の減量を検討します。ドパミンアゴニストとレボドパ配合薬をできる限り減量し、その後、レボドパ配合薬を主体にした治療に変更すると、異常行動が治まりやすくなります。

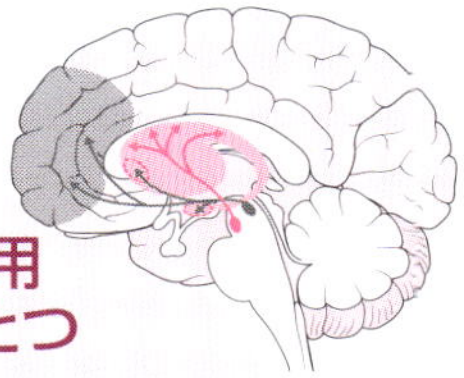

ドパミン作用の現れのひとつ

ドパミン系薬剤でとくに脳の報酬系の刺激が誘発され、行動に歯止めがかかりにくくなる
(→27ページ)

▼パーキンソン病の治療薬と行動異常

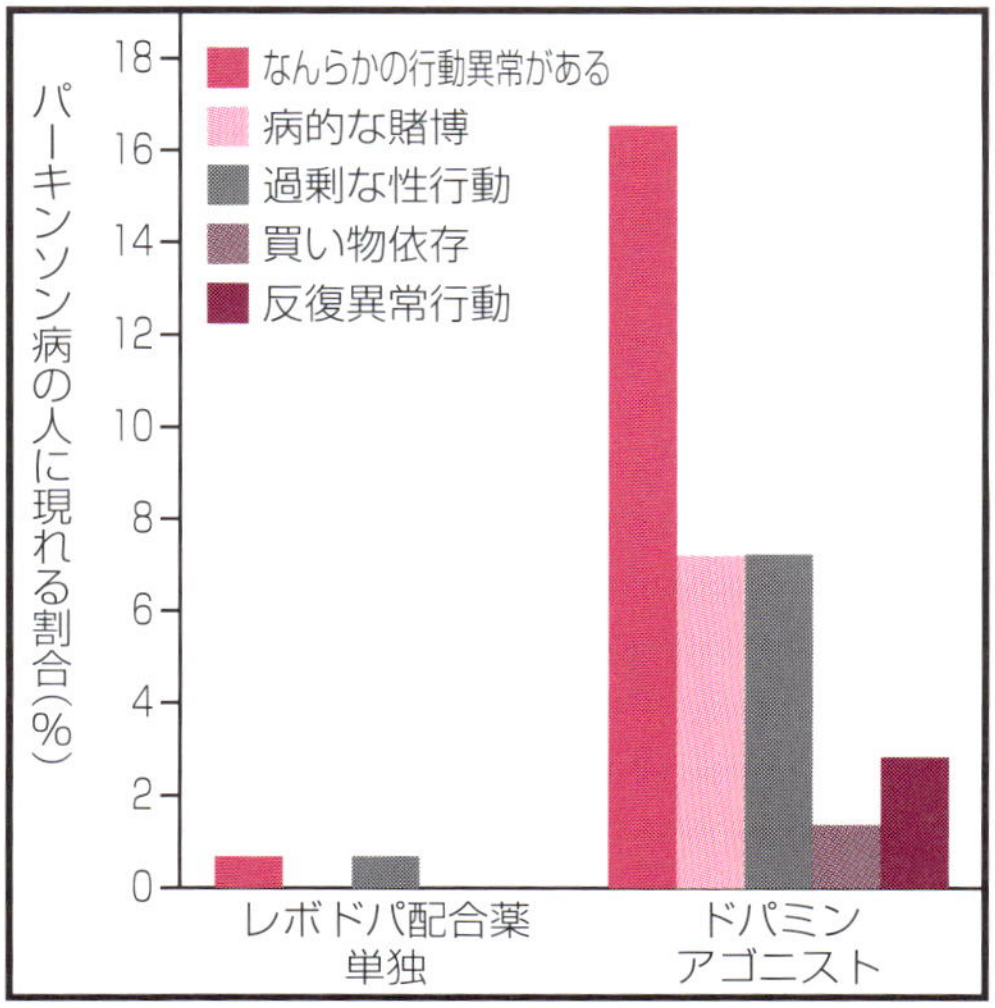

(Voon et al., Neurology, 2006)

ソン病と結びつきにくい症状なので放置されがちですが、患者さんや家族が行動異常のことをあらかじめ知っていれば、家庭や社会で問題になる前に対応することが可能です。

ただし、だれにでも起きる症状ではありません。比較的若い年齢で発症したパーキンソン病の男性で、好奇心旺盛な新しもの好きの、ドパミンアゴニストを服用中の患者さんに生じやすいといわれています。

眠れない／起きていられない

睡眠障害は原因を明らかにして対処する

パーキンソン病の患者さんは、大半が睡眠の悩みをかかえているといわれています。どんな悩みなのかをはっきりさせ、その原因を明らかにしたうえで対処していきましょう。

悩みの中身をはっきりさせる

ひと口に「睡眠の悩み」といっても、悩んでいるポイントは人それぞれです。

寝つきが悪い

なかなか眠れず、寝つくまでに 30 分以上かかる。昼間のうたた寝の多さや、寝入りばなに起きやすいむずむず脚症候群が原因になりやすい

何度も目が覚める

夜間頻尿や、運動症状が悪化し寝がえりが打てないために生じる痛み、レム睡眠行動異常症（→14ページ）などのために、夜中に何度も目を覚まし、その後、なかなか眠れない

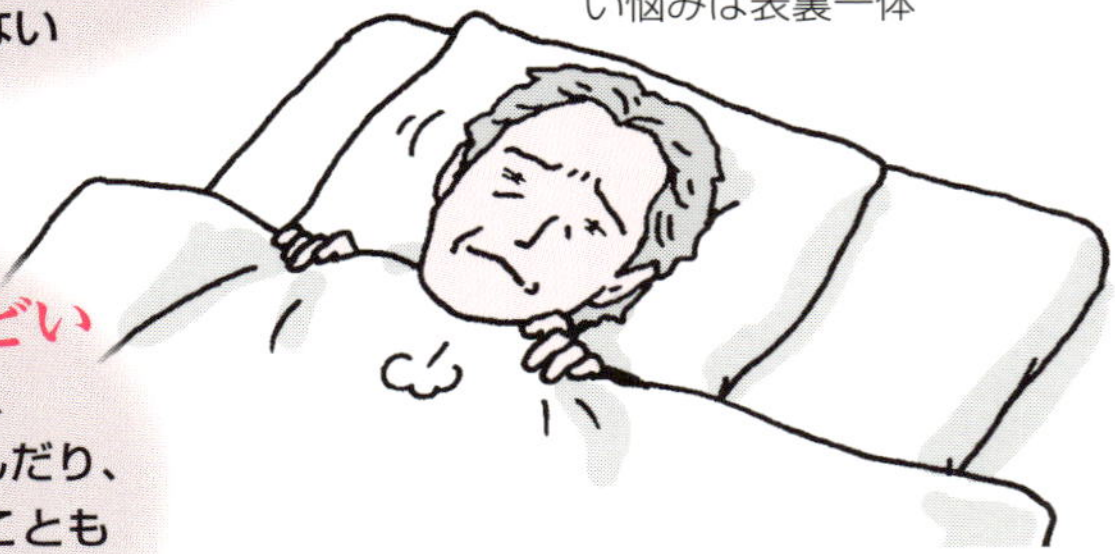

夜間の眠りの悩みと、昼間、起きていられない悩みは表裏一体

寝言、寝ぼけがひどい

レム睡眠行動異常症は、よく起こる症状。夜中に叫んだり、寝ぼけて壁を叩いたりすることもあるため、家族は「認知症では」と驚くが、ドパミンアゴニストで改善することもある

日中、眠くてたまらない

食後の居眠りが長引いたり、テレビを見ていて寝込んだりしてしまうことが多い。高齢で病状が重い人、認知機能障害がある人、日中の活動性が低い人などに生じやすい

急に眠り込んでしまう

なんの予兆もなく突然、眠り込んでしまう。失神に間違われることもあるが、突発的な睡眠の多くはパーキンソン病治療薬が原因で生じる

突発的睡眠は非麦角系ドパミンアゴニストでみられやすいが、ほかのドパミン系薬剤で起きることもある

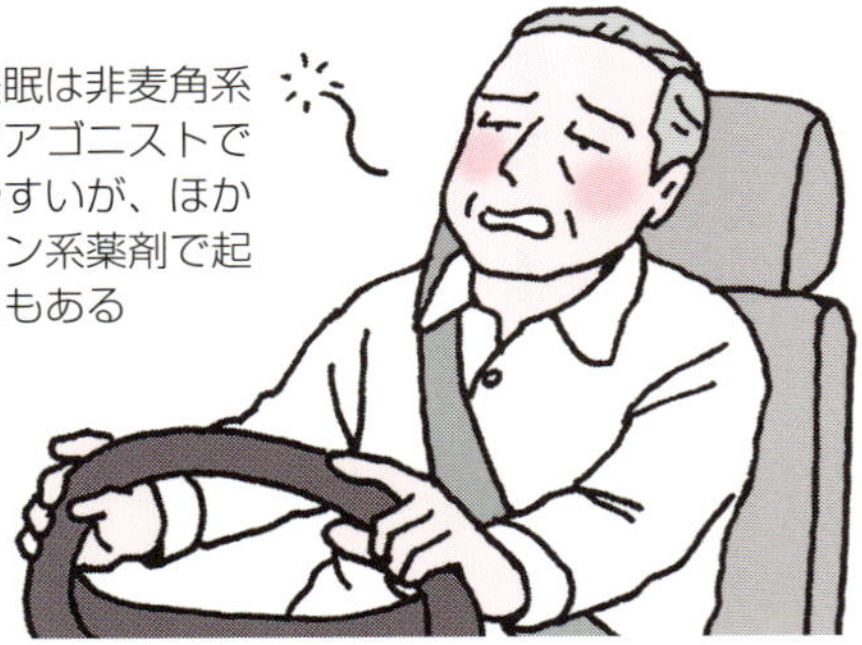

生活上の注意 プラス症状別の対応

まずは生活面の工夫で眠りの質を改善させましょう。それでもつらいときは、薬の調整を考えます。

夕食後は水分を控えめに

水分補給は昼間にたっぷり。夕食後の水分摂取を控えることで、夜間頻尿を減らす

寝ぼけたときは無理に叩き起こさない

無理やり起こすと夢と現実の区別がつかず混乱する。落ち着くのを待てばよい。朝方なら明るくするなどして、本人が自然に目を覚ませるようにする

昼寝は30分程度

日中の居眠りが多いと夜の不眠をまねきがち。昼寝は1日1回、30分程度がベスト。眠ったあとは運動症状が一時的に軽くなることがある

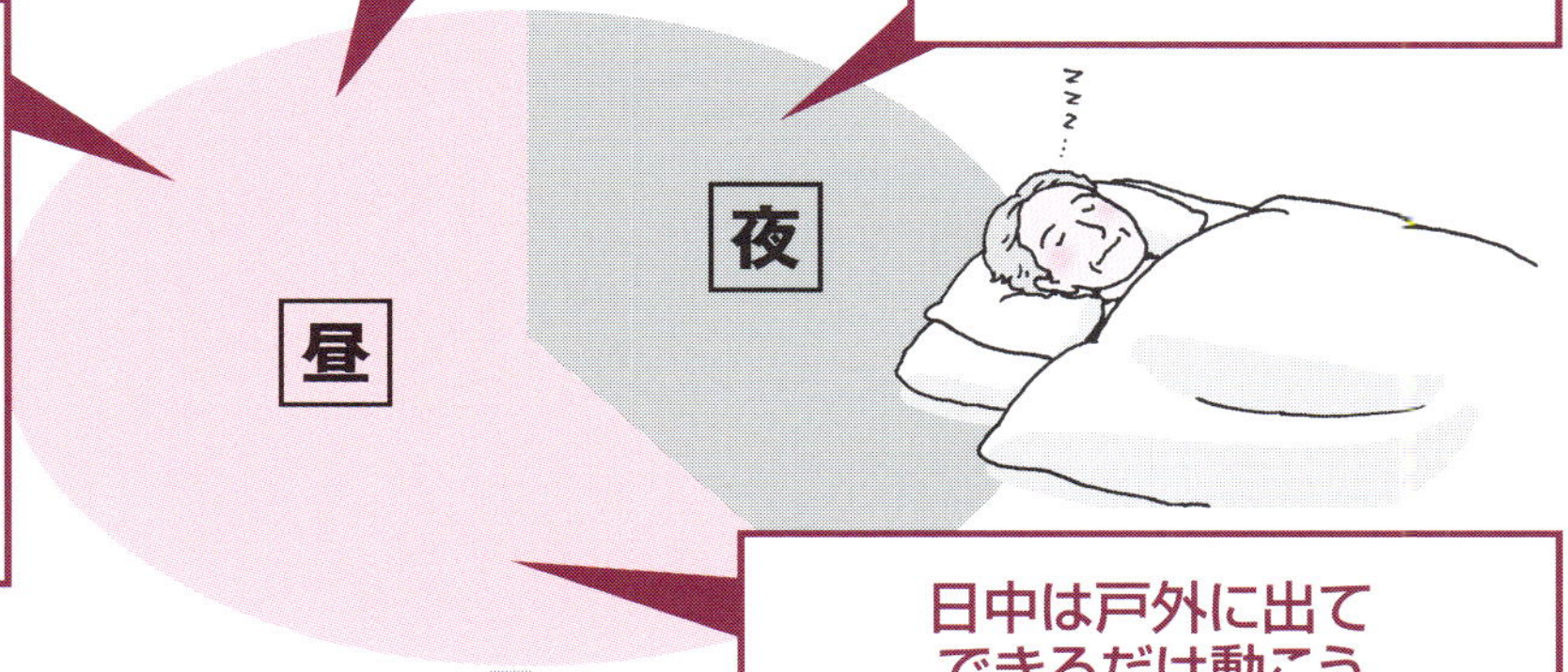

日中は戸外に出てできるだけ動こう

強い光は睡眠と覚醒のリズムを整えるのに有効。昼間、しっかり活動するようにすれば、うたた寝をする時間も減らせる

改善しなければ

薬の追加

- 睡眠中の体の痛みやむずむず脚症候群には、パーキンソン病治療薬を追加。レム睡眠行動異常症には抗てんかん薬を用いることも
- それでも眠れなければ睡眠薬の使用を検討

治療薬の変更

- 日中の眠気や突発的睡眠を起こしやすい薬の中止、変更を検討する
- 睡眠薬や精神安定薬を使っている場合、作用が持ちこされている可能性がないか見直す

病気自体の影響に年齢的な影響も加わる

眠りの悩みは大きな苦痛です。しかも、睡眠不足による全身の疲労感や倦怠感は、パーキンソン病の治療にも影響してしまいます。

睡眠や覚醒の障害は、病気自体の影響に加齢も加わって起こってきますが、眠りの悩みの原因がわかれば手の打ちようもあります。パーキンソン病と上手につきあうためにも、夜よく眠り、さわやかな目覚めで朝を迎える生活を送れるようにしましょう。

痛い／しびれる

長引く苦痛はドパミン不足が一因

痛みやしびれもパーキンソン病によくみられる症状。患者さんに強い苦痛を与える代表的な非運動症状ですが、運動症状の悪化が影響していることもあります。

パーキンソン病で痛みやしびれが起きる理由

しつこい痛みやしびれの背景には、パーキンソン病に関連する要因が隠れていることがあります。

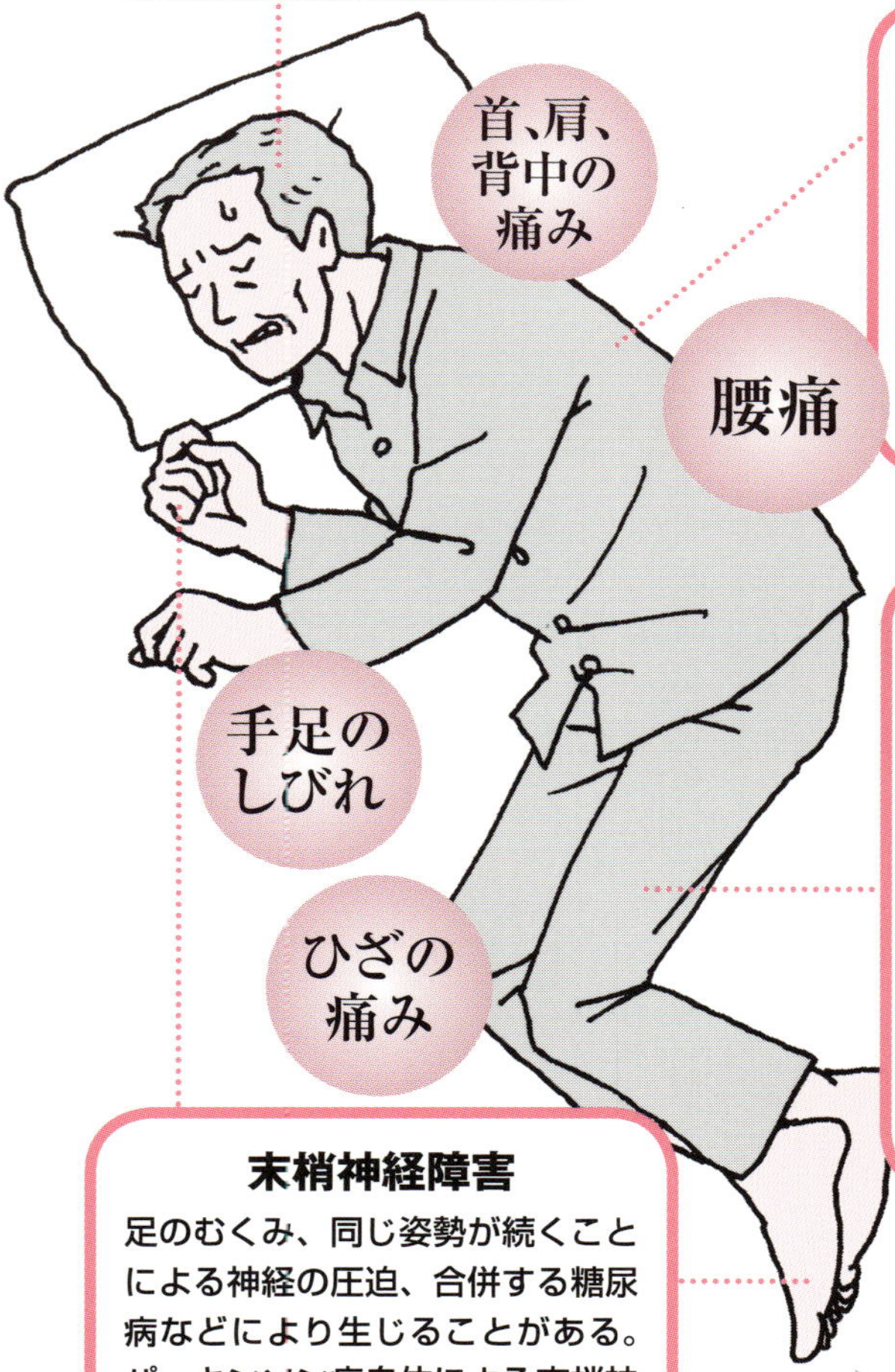

ドパミンの不足

脳内のドパミン量が不足すると、痛みやしびれを強く感じやすくなる。そのため、ウェアリング・オフのオフ時に症状が強まりやすい

姿勢の悪さ

姿勢異常（前かがみ、首下がり、腰曲がり、斜めに傾くなど）が原因で、腰や首、背中の筋肉や骨、神経に負担がかかり、痛みが生じやすくなる

筋肉のこわばり、運動不足

運動症状として現れる筋肉のこわばりや、治療薬が誘発する筋緊張異常（ジストニア）も痛みを引き起こす。運動不足による血流の悪化が筋肉のこわばりを強め、痛みの原因になることも

末梢神経障害

足のむくみ、同じ姿勢が続くことによる神経の圧迫、合併する糖尿病などにより生じることがある。パーキンソン病自体による末梢神経障害も報告されている

あの手この手で苦痛を減らす

大きな苦痛をかかえていても、あきらめたり、がまんしたりしている人も少なくないでしょう。しかし、苦痛を減らす手立てはあります。

パーキンソン病以外に原因はないか確認

腰椎の変形や圧迫骨折など、パーキンソン病以外の原因で痛みやしびれが生じている場合もあるため、整形外科などでチェックすることも必要です。

ほかに原因があれば、原因に応じた治療で痛みやしびれを取り除いていきます。

パーキンソン病治療の強化

ほかに明らかな原因がない場合は、パーキンソン病に由来した痛みやしびれと考えられます。パーキンソン病治療薬を十分に使い、パーキンソン病そのものの治療を強化します。

鎮痛薬の使用

慢性的な痛みが改善されない場合は、非ステロイド抗炎症薬のロキソプロフェンナトリウム（ロキソニン）、神経性疼痛緩和薬のプレガバリン（リリカ）、または非麻薬性鎮痛薬のトラマドール（トラムセット）などを併用します。

しびれに対しては、ビタミンB_{12}が有効と考えられています。

カッコ内は商品名

生活上の工夫

痛みやしびれを強める要因のなかには、自分で気をつければ減らせるものもあります。

- **体を動かす**：痛みなどの症状が強くないときにリハビリをする
- **姿勢に注意**：座っているときも立っているときも、よい姿勢を保つように意識する

鍼灸・マッサージ

鍼灸やマッサージで症状をやわらげることができる場合もあります。試してみてもよいでしょう。

生活の質を下げないためにもきちんと対処する

痛みやしびれの症状は、パーキンソン病で多くみられる障害のひとつです。

しかし、本人が訴えても、まわりの人にはなかなか理解してもらえません。周囲の無理解も、患者さんの苦痛を大きくしているといえます。

とくに痛みに関しては、家族など身近な人にも問題意識をもってもらう必要があります。患者さんの生活の質を下げないために、患者さんの声に耳を傾け、きちんと対処することが大切です。

立ちくらみがひどい

高血圧でも起立性低血圧は起きる

安静にした状態から立ち上がったときなどに、立ちくらみや失神が生じてしまう起立性低血圧。パーキンソン病の患者さんによくみられる症状です。高血圧の人も油断できません。

座った状態、寝た状態から急に立ち上がる

パーキンソン病自体の影響

パーキンソン病の病変によって自律神経が障害され、心臓の拍動を促す交感神経なども変性してしまうために血圧が低下しやすい

薬の影響

高血圧の治療薬（降圧薬）を飲んでいると血圧が急激に下がることがある。パーキンソン病治療薬の副作用で血圧が低下することもある

起立性低血圧

下半身に血液がたまって血圧が低下。一時的に脳に流れ込む血液の量が減る。食事で血液が胃に集まり、血圧が低下する食事性低血圧が起きることも

こんな症状が現れる！

立ちくらみ／ふらつき／失神／動揺感／フワフワ感／集中困難／頭痛／動悸／かすみ目／胸苦しさ

立ちくらみが起こる理由

立ちくらみは、血圧が低下することで起こります。食事のあとはとくに注意が必要です。

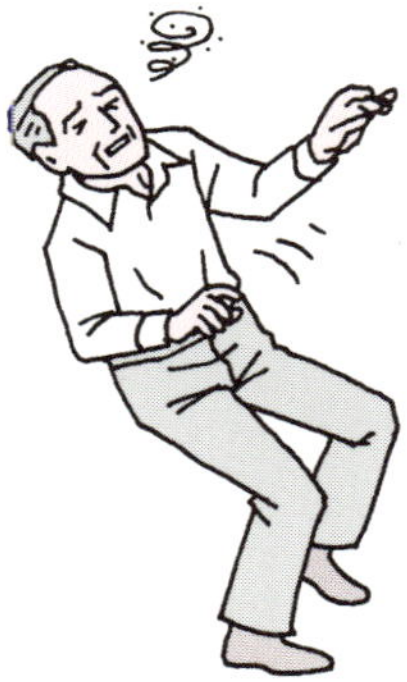

転倒を防ぐためにもしっかり対処しておく

起立性低血圧は転倒のリスクを高めてしまいます。転倒による骨折という大きなリスクを避けるためにも予防が肝心です。

基本的には生活面の工夫や見直しで対応していきますが、薬の調整が必要なこともあります。

起立性低血圧への対処法

起立性低血圧による立ちくらみや失神を避けるには、生活動作の工夫や、食事・運動の見直し、降圧薬の減量・中止などが必要になります。

生活動作の工夫

急に立ち上がらず、頭を下げた状態でゆっくり、時間をかけながら姿勢を変えていくと、ふらつきが起こりにくくなります。

とくに注意したい場面

- 朝、起きるとき
- 食事のあと
- トイレで排尿中、トイレから立つとき
- 浴槽から出るときなど風呂あがり

降圧薬の減量・中止

降圧薬を服用している人が、失神するほどの起立性低血圧を起こす場合には、降圧薬を減量するか中止します。パーキンソン病になったことで、血圧が低い状態で安定するようになることもあります。その場合も、降圧薬の減量や中止が検討されます。

食事・運動の見直し

ふだんから低血圧の人は、塩分や水分を多めにとると血圧が上がりやすくなります。

また、じっとしている時間が多いと体内を循環する血液量が落ちて起立性低血圧が生じやすくなるので、歩いたり体操したりして運動量を増やすことも心がけましょう。

それでもひどければ服薬で調整可能

血圧を上げる薬（昇圧薬）で調整します。ミドドリン（メトリジン）がもっとも有効とされますが、アメジニウム（リズミック）、パーキンソン病治療薬でもあるドロキシドパ（ドプス）を使うことも。それでも改善しなければフルドロコルチゾン（フロリネフ）を使います。

カッコ内は商品名

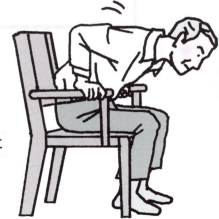

トイレが近すぎる

頻尿を抑える薬と生活の工夫で乗り切る

パーキンソン病では、しょっちゅうトイレに行きたくなるなど排尿のトラブルが生じることもしばしばあります。原因をはっきりさせたうえで、生活の工夫と薬で対処していきます。

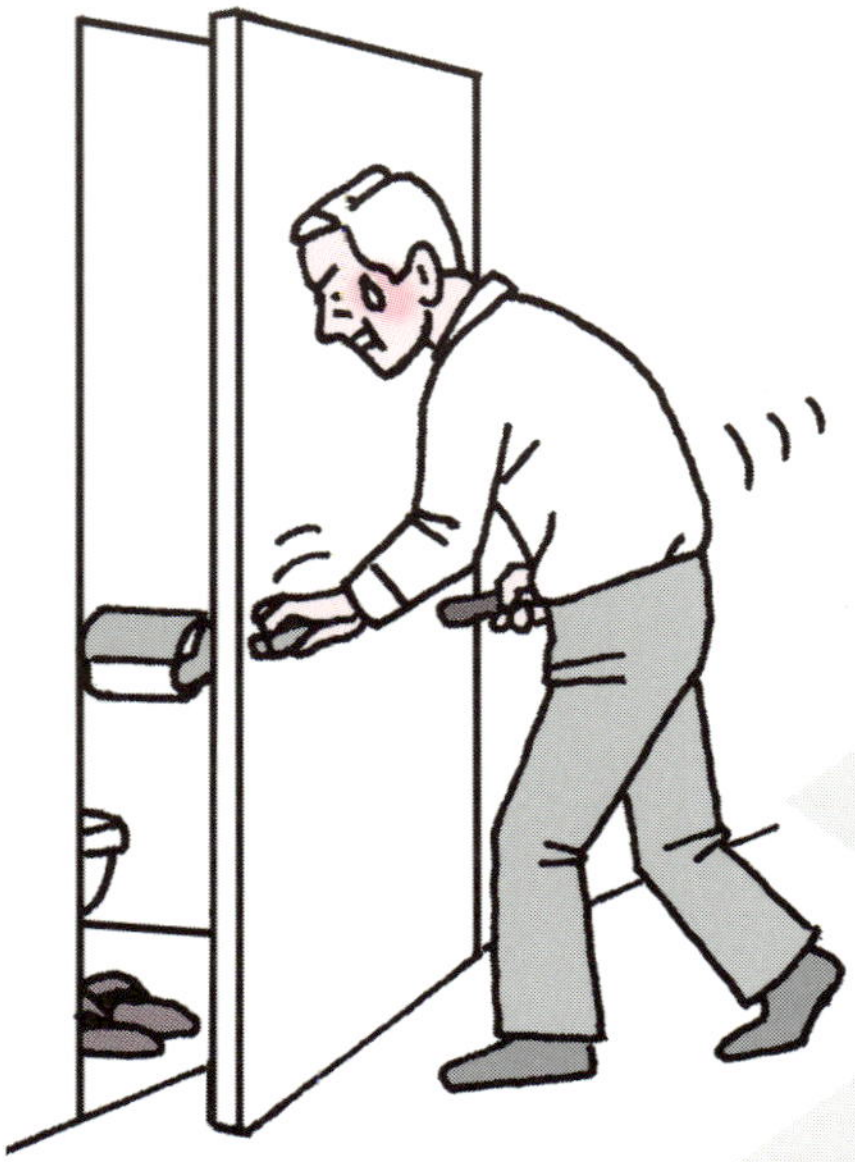

パーキンソン病でみられる排尿トラブル

排尿に関する困った症状で代表的なものは頻尿です。尿失禁、尿閉といったトラブルも起こりやすくなります。

すぐトイレに行きたくなる

頻尿はとくに夜間に目立ちます。極端な場合は30分おきにトイレに行き、睡眠不足になることも。そのたび起こされる介護者にも負担の大きい症状です。

トイレまでがまんできない

体が思うように動かないために、トイレに間に合わないこともあります（尿失禁）。

出したいのになかなか出ない

膀胱の筋肉がうまく働かず、尿がなかなか出ないことがあります（尿閉）。

原因を明らかにしたうえで対処する

パーキンソン病になると、膀胱に尿をためる自律神経が障害されたり、膀胱の筋肉が十分に伸びなくなったりします。そのため、少しの尿が膀胱にたまっただけで、すぐにトイレに行きたくなったり、尿失禁や尿閉をまねいたりしやすくなります。

ただし、これらの尿の症状は膀胱や前立腺などの病気でも現れる症状です。ほかの病気がないかどうかのチェックが必要です。そのうえで、悩みを減らす方法を考えていきましょう。

十分な備えで不安を減らす

排尿のトラブルがあるからといって、外出を控えたりするのはよくありません。不安を減らす対策をとり、前向きに暮らしていきましょう。

日中はこまめにトイレに行く

尿意が強くなってからでは間に合わないこともあるので、日中はこまめにトイレに行くくせをつけましょう。

水分のとり方を工夫する

朝から夕方までは水分をたっぷりとり、夕食後は水分を控えるようにします。

トイレが近いからと日中も水分を控えるのは禁物です。薬が吸収されにくくなり、体の動きが悪くなることもあります。

症状に応じて薬を使う

生活の工夫だけでは悩みが解決できないときには、薬の使用も考えます。ただし、排尿のトラブルは減っても、別の症状が強まるようなら、薬の変更・中止が必要です。

頻尿・尿失禁	膀胱の容量を大きくするトルテロジン（デトルシトール）などの抗コリン薬を用いる。口の渇きや便秘が強まったり、もの忘れの悪化、幻覚などの副作用が出たら、抗コリン薬とは異なる作用で膀胱容量を大きくするミラベグロン（ベタニス）を試してみる
尿閉	症状が強い場合は、尿道括約筋を緩める作用があるウラピジル（エブランチル）などのα遮断薬を用いる。副作用として血圧低下が起こることがあるので要注意

カッコ内は商品名

ポータブルトイレや紙パッドの使用も考える

夜間の頻尿対策として、寝室にポータブルトイレを用意すると安心です。

ただ、たとえ近くに置いてあっても思うように動けないと間に合わないことがあります。夜間は紙パンツや紙パッドなどを使い、もしものときに備えておくのも一法です。

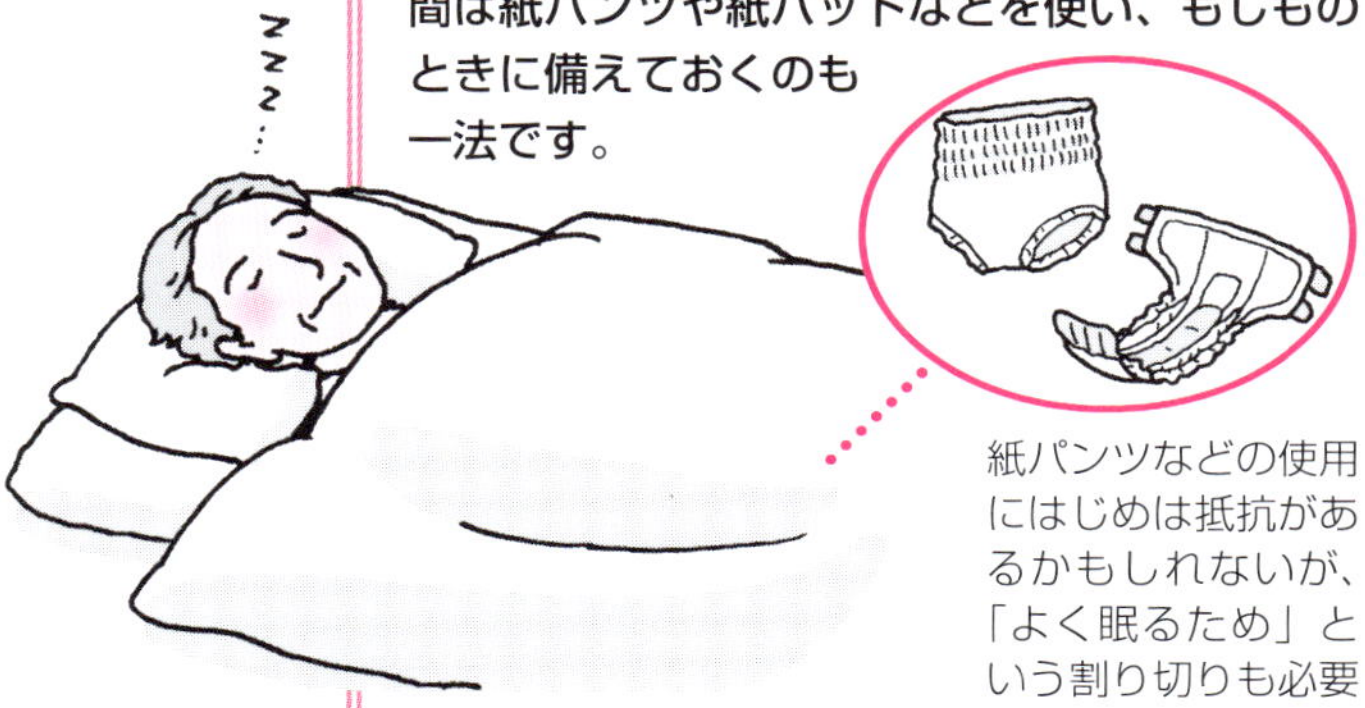

紙パンツなどの使用にはじめは抵抗があるかもしれないが、「よく眠るため」という割り切りも必要

がんこな便秘が続く

運動と十分な水分補給、食事の工夫を

パーキンソン病のトイレトラブルには、便秘もあります。多くの患者さんが、がんこな便秘に悩んでいます。まずは生活改善をして、しっかり排便をコントロールしていきましょう。

便秘しやすい要因が重なりがち

パーキンソン病の患者さんは、便秘しやすい要因がいくつも重なりがちです。

パーキンソン病そのものによる影響

自律神経が障害されるため、消化管の動きが悪くなって便秘が起きやすくなります。便秘はパーキンソン病にともなう自律神経症状の代表格です。

パーキンソン病の治療薬による影響

とくに抗コリン薬やドパミンアゴニストは消化管運動を抑制してしまいます。そのため、薬を新しく始めたときや量を増やしたときに、便秘がひどくなることがあります。

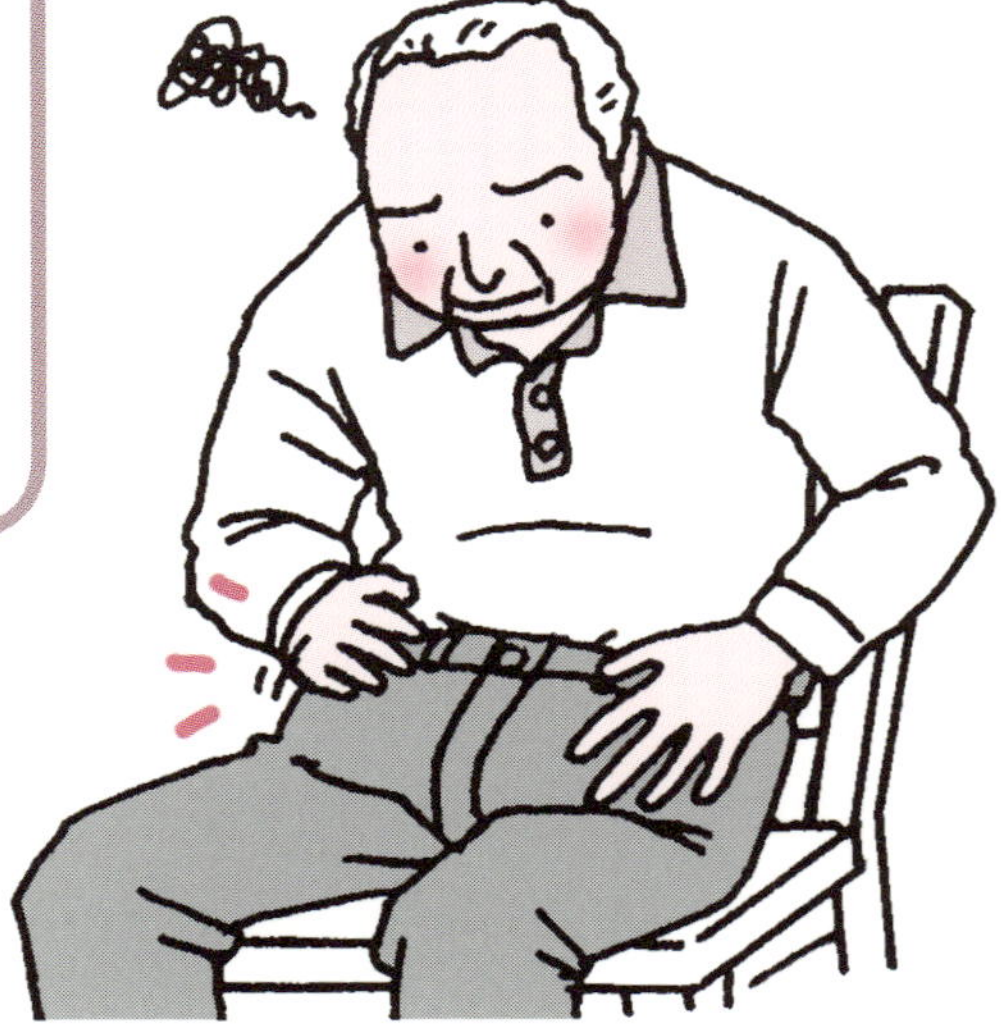

便秘が続くとおなかが張り、食欲も低下しがち

生活スタイルの影響

運動不足になると腸の動きも悪くなりがちです。また、食べる量や飲む量が減ると便のかさが減り、しかもかたくなって排便しにくくなります。

ため込むくらいなら浣腸したほうがよい

便秘は運動症状の悪化や、イライラなどの精神症状を引き起こすもとにもなります。ひどくなると、腸の中の内容物の流れが止まってしまう腸閉塞（イレウス）が起き、緊急治療が必要になることもあります。あまり苦痛を感じていないとしても、便秘は解消しておくほうがよい症状です。

　生活改善で便秘が解消されないときは、下剤の助けを借りてもかまいません。数日間、排便がない場合には、浣腸してでも出すようにしましょう。

生活改善プラス薬で快便に

　排便のコントロールは体調を良好に保つためにとても大切です。

　生活を見直しても便秘が続くときは、薬の助けを借りることも考えます。

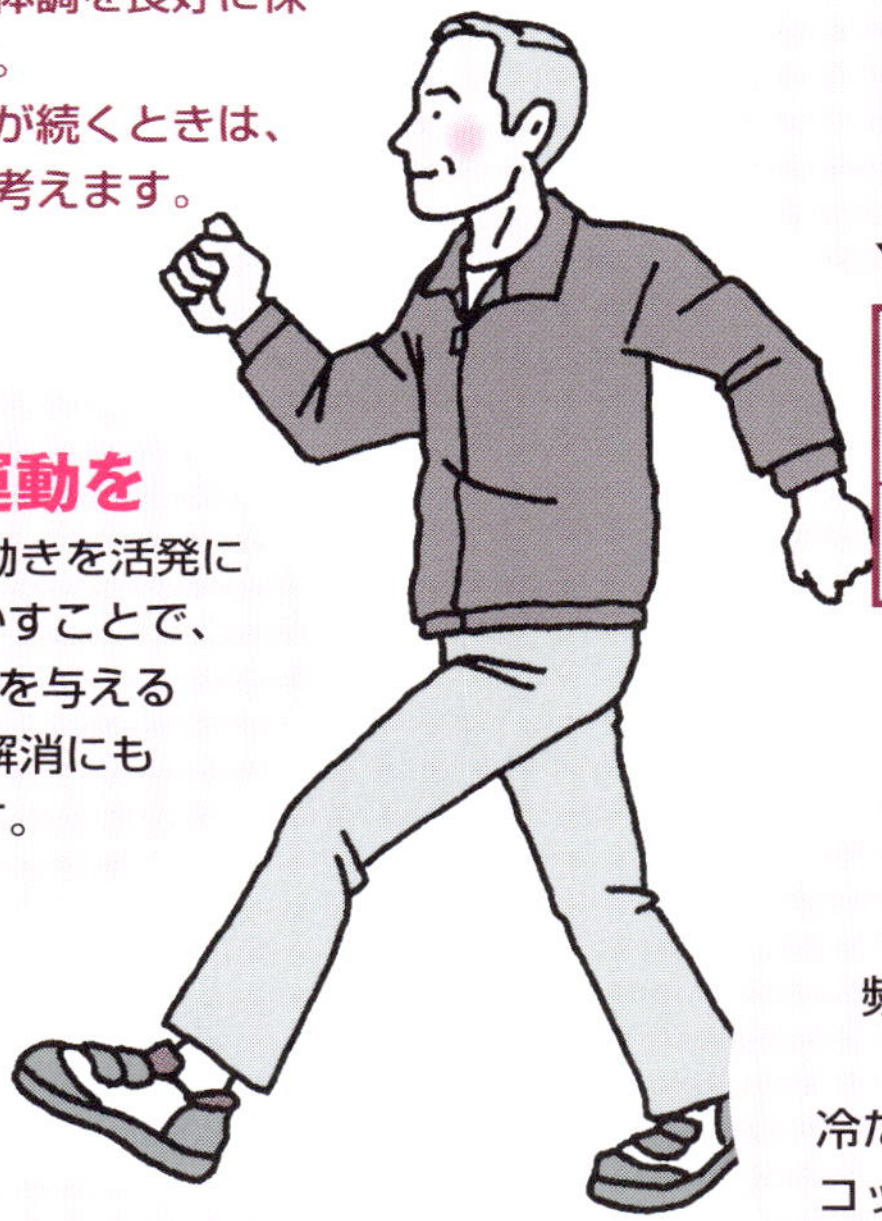

食事内容を見直す

食物繊維の多い食品はもちろん、乳酸菌を含む食品も多くとりましょう。

▼積極的にとりたい食品

食物繊維の多い食品	海藻、寒天、こんにゃく、根菜類、イモ類、豆類、バナナ、オレンジなど
乳酸菌を含む食品	ヨーグルト、ぬか漬けやキムチなどの漬物など

できるだけ運動を

散歩や体操をして腸の動きを活発にしましょう。体を動かすことで、腸の働きに悪い影響を与える不安やイライラの解消にもつながります。

水分をたっぷりとる

水分不足は便をかたくして便秘をひどくするもと。頻尿が気になる人も、日中は水分をたっぷりとりましょう。

冷たい牛乳を飲んだり、朝、起きぬけにコップ１～２杯の水を飲んだりするのもおすすめです。腸が刺激され動きが活発になるため、便意が起こりやすくなります。

薬の助けを借りてもかまわない

下剤にはさまざまな種類があります。生活改善でなかなか改善しなければ主治医に相談を。

▼下剤の種類　　カッコ内は商品名

便をやわらかくする薬	酸化マグネシウム（マグラックス）、ルビプロストン（アミティーザ）
大腸を刺激して便意を促す薬	センナ（アローゼンなど）、センノシド（プルゼニドなど）
小腸の動きをよくする薬	ヒマシ油
浣腸剤	グリセリン

便もれには紙パッドを使おう

肛門の筋肉の動きをコントロールする神経の働きが悪くなり、意識しないまま便が出てしまうことも。度重なるようなら紙パッドを使うとよいでしょう。「もれても大丈夫」という気持ちでいられることが大切です。

汗／よだれ／むくみ／冷え

血行を促しながら不快感を減らす

ひどい汗やよだれ、足のむくみ、しもやけなどの不快な症状が起こることも。日常生活の工夫や服薬内容の見直しで、これらの不快感を減らしていきます。

服薬内容の見直しが必要なこともある

汗や唾液の異常、むくみやしもやけなどの不快症状は、主治医に伝えても対応してもらえないだろうと思うかもしれません。しかし、そんなことはありません。むしろ積極的に医師に相談したほうがよい問題です。パーキンソン病の治療薬の変更や中止で、症状がよくなることもあるからです。

汗

濡れたままにしておくと
不快感が募りがち。
うだるような汗をかく場合は、
下着などをこまめにかえましょう。
汗で失われた水分の補給も忘れずに。
ウェアリング・オフのオフ時に
汗が出やすいこともあります。
オフ時を改善する薬の治療も
試みましょう。

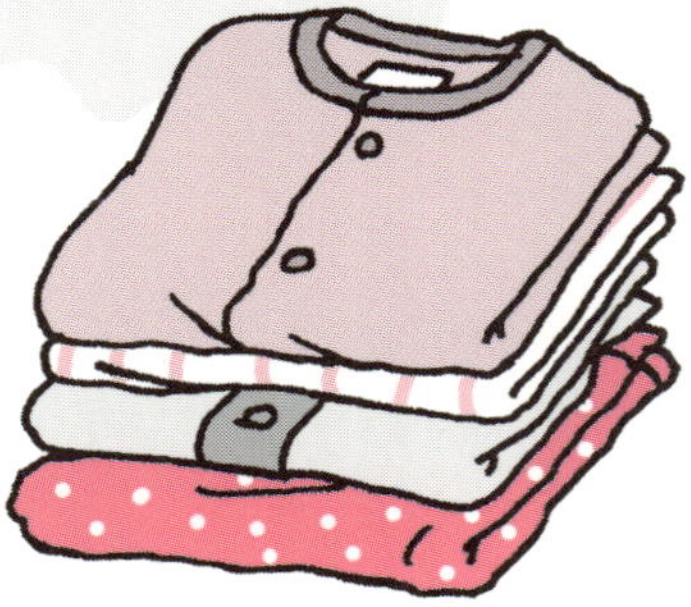

面倒がらず、「着替えも運動の一環」くらいの気持ちでこまめに着替えよう

よだれ

よだれの多さは、
主に飲み込みの回数が減って
いるために起こります。
運動症状を薬できちんと
コントロールすればよくなることも。
ひどいようなら、唾液の分泌を
抑える抗コリン薬を朝だけ
少量飲む方法もあります。

薬に頼らない対処法をみつけよう

まずは生活の工夫で不快な症状に対処していきましょう。ちょっとした日々の心がけで、不快感が減ることもあります。

▼薬を使わない工夫

●嚥下回数を増やす
できるだけ意識して唾液を飲み込む回数を増やす

●あめやガムをおともに
あめをなめたり、ガムをかんだりすると、自然に飲み込みの回数を増やせる。むし歯予防のためにノンシュガーのものを

●タオル・ティッシュなどを多めに用意
飲み込みにくいようならこまめに拭き取る

●マスクでカバー
出かけるときは、マスクをするのもひとつの手。少々のよだれなら目立たない

むくみ

運動量が減ると、
下腿を中心にむくみが
生じやすくなります。
ひざ下のむくみがひどい場合は、
まず心臓や腎臓などに異常が
ないか確認しておきましょう。
パーキンソン病治療薬、
とくにドパミンアゴニストの
副作用で、むくみがひどく
なることもあります。

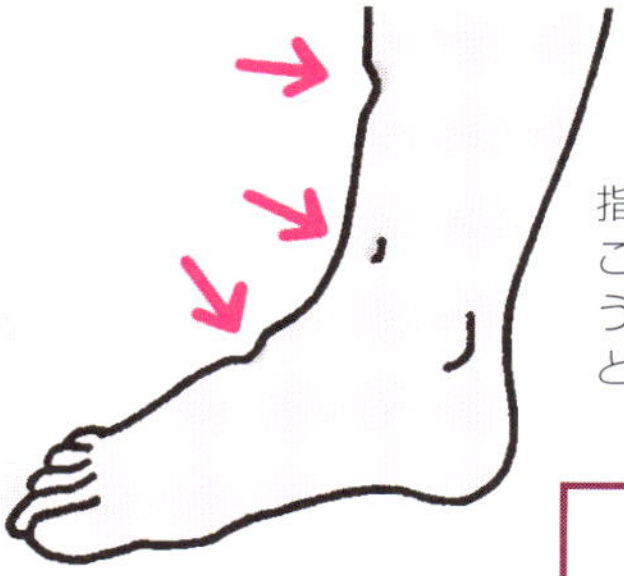

指先で押したあとがへこんだまま戻らないようなら、むくみがあると判断できる

ドパミンアゴニストの見直し

　非麦角系ドパミンアゴニストで起きやすいのですが、麦角系ドパミンアゴニストでも生じることがあります。副作用ならドパミンアゴニストの変更や中止が検討されます。

日常の心がけ

- ●運動量のアップ…日々の運動を心がけて、体液循環を促す
- ●足を高くして寝る…座布団などを利用し、夜、足を少し高くして寝る
- ●弾性ストッキングを使う…弾力が強く圧力が強い靴下やタイツを着用する
- ●足湯やマッサージ…足湯やマッサージで循環をよくする

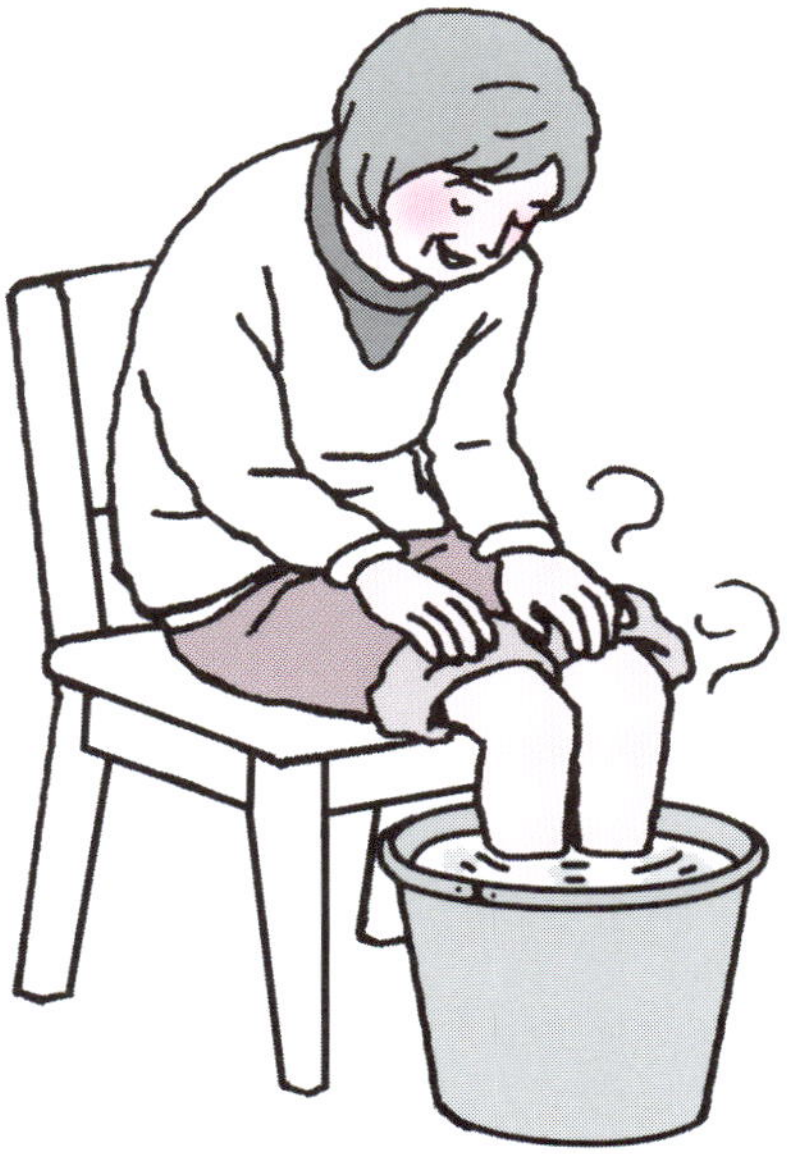

湯温はやや熱め（40 ～ 42 度くらい）がよい。適宜、熱い湯を足して、冷めないようにする。小さじ 1 杯程度の塩か、粉末の辛子を入れると冷めにくい

冷えにもむくみにも足湯が効く

　体を温めると体液の循環がよくなります。

　入浴はもちろん、足湯も効果的な方法です。

　20 ～30分、熱い湯で足先を温めると全身の血行が改善。冷えやむくみを解消しやすくなります。

手足の冷え・しもやけ

循環の悪さは末梢の
冷えにもつながります。
気温が下がると
手足や耳たぶが
しもやけになりやすいので
要注意。防寒と保温に
つとめましょう。

飲み込めない／やせてきた

食事内容の見直しと口腔ケアが必要

療養生活が長くなると、食べものや水分をうまく飲み込めない嚥下障害が起こりやすくなります。食事内容の見直しや口腔ケアで対応し、食べる楽しみを失わないようにしましょう。

現状をしっかり把握しよう

知らないうちに食べる力が衰えていないか、自己チェックしてみましょう。

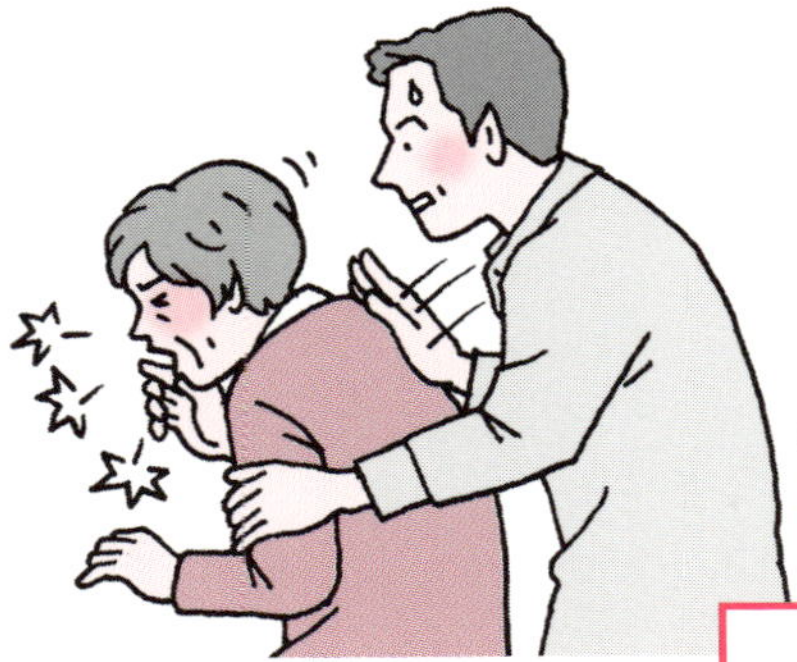

むせやすいようなら要注意

嚥下障害のサイン

- □よく咳や痰が出る
- □痰に食べかすがまじっている
- □食事中や会話中にむせることがある
- □食事をするのに時間が長くかかり、疲れてしまう
- □飲食をすると、のどに違和感や胸が詰まったような感じを覚える
- □食べこぼしが多い
- □飲み込んだあとも、口の中に食物が残ってしまう
- □食物をのどに詰まらせたことがある
- □体重が減少してきた、やせてきた
- □誤嚥性肺炎を起こしたことがある

● １つでもチェックがついた場合は、嚥下障害が始まっている可能性がある

30秒間で何回「ごくん」ができる？

楽な姿勢で座り、口をゆすぐなど口の中を湿らせてから、30秒間、つばの飲み込みをくり返し、「ごくん」と飲み込めた回数を数えてみましょう。

2回以下なら今すぐ対策開始

30秒間で１回も「ごくん」とできない、あるいは１～２回しかできないなら、嚥下機能の低下が疑われます。食べ方や食事内容の工夫が必要です。

「食べる力」は全身の状態を左右する

嚥下機能の低下でもっとも問題なのは、誤嚥性肺炎が起こりやすくなることです（→33ページ）。飲み込みが悪いために十分に食べられない状態が続くと、健康状態も悪化しやすくなります。肺炎を起こした場合には、回復も遅れてしまいます。

まずは安全に食べ続けられることを目指しますが、口からだけでは十分に食べられないようなら、胃ろうもひとつの選択肢です。

口から食べ続けるための対策

食べる楽しみは生活を豊かにします。誤嚥性肺炎を予防し、自分の口から食べ続けるために、できるだけの取り組みをしていきましょう。

食べる力を維持する練習をしよう

飲み込む瞬間は息が止まり、飲み込むと同時に息を吐いて呼吸が再開されます。

この流れをスムーズにできるようにしておくために、口すぼめ呼吸の練習をしてみましょう。

嚥下リハビリの方法はさまざま。詳しくは健康ライブラリーイラスト版『嚥下障害のことがよくわかる本』をご覧ください

おなかのほうまで深く息を吸い込んだら、口をすぼめてできるだけ長く息を吐き続ける（口すぼめ呼吸）

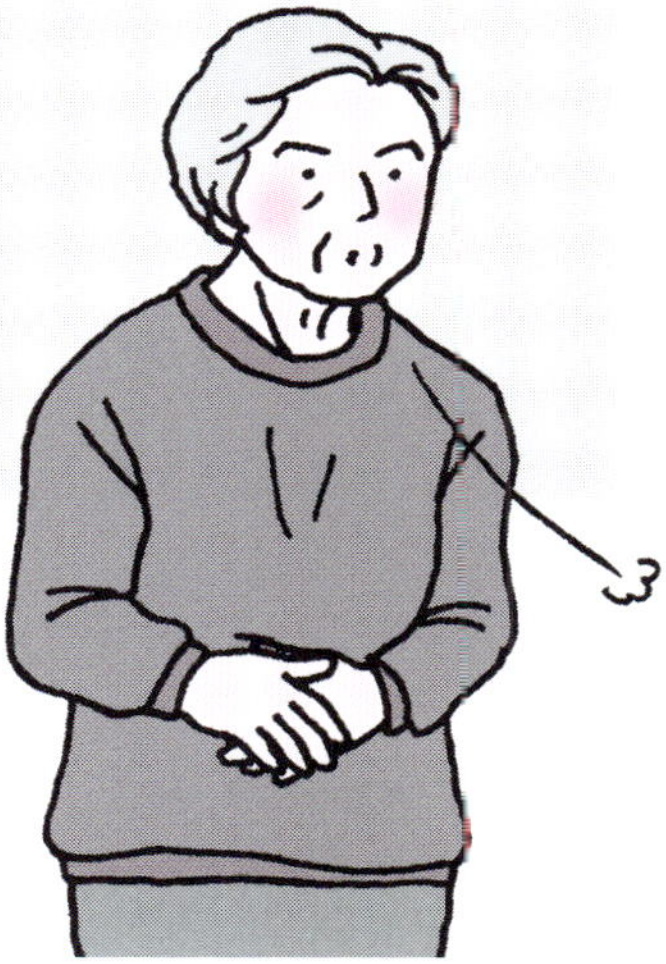

食事内容の工夫で飲み込みやすくする

やわらかくしたり、食材をミキサーなどで細かくすりつぶし、すくって食べられるようにしたりします。

ある程度、障害が進んでも、液状にした食材をゼラチンやとろみ剤でまとめた「ゼリー食」なら、飲み込めることがあります。

食事は「オン」のタイミングでとる

食事はパーキンソン病治療薬が効いている「オン」の時間帯にとりましょう。食前に服薬し、効いてから食事にするのも一法です。

すぐ満腹になるようなら、何回かに分けて食べてもかまいません。

口腔ケアで誤嚥性肺炎の危険性を減らす

口の中の汚れは、細菌の繁殖をまねき誤嚥性肺炎のリスクを高めてしまいます。汚れによるねばつきは、嚥下障害を進めるもとにもなります。

歯ブラシや口内清掃用のスポンジを使い、口の中をきれいにしておきましょう。

食べたあとはもちろん、食べる量が少なかったり、食べられない状態が続いたりしているときも、口腔ケアが必要です。

胃ろうを検討したほうがよいことも

胃ろうはおなかに小さな孔を開けて胃の中にチューブを入れ、そこから直接、栄養剤や流動食を流し入れる方法です。誤嚥の心配が減り、十分な栄養も確保しやすくなります。口からの食事と併用することも可能です。

ただし、全身の状態がいちじるしく悪い場合には、苦痛を増やすだけになってしまうこともあります。胃ろうをつくるかどうかは、本人と家族、医師がメリット、デメリットをよく話し合って決めるようにしましょう。

COLUMN

参加してみよう！パーキンソン病友の会

療養生活の大きな支えになる

　患者さんどうし、あるいは、その家族どうしが悩みを打ち明け合ったり、情報交換をしたり、親睦を深めることは、療養生活を送る本人、それを支える家族、それぞれの大きな力になります。そんな交流を四〇年近く前から自主的に続けているのが、「一般社団法人　全国パーキンソン病友の会（ＪＰＤＡ）」で、現在、約八五〇〇人の会員がいます。

　療養生活の質の向上をはかるため、アンケート調査や、国会や行政機関へ働きかけをおこなったり、病気に関する情報提供もしています。全国に支部があるので、参加してみるとよいでしょう。

　なお、国境を越えた会として、「世界パーキンソン病会議（World Parkinson Congress：WPC）」が、三年に一度開催されています。医療者、介護者、患者、家族がともに学びあう会で、日本からの参加者もいらっしゃいます。

▼主な活動内容

●会報の発行
●全国大会や総会の実施
●署名、募金活動
●専門医による医療講演会
●リハビリ運動会や旅行などの開催、体験集の発行
●海外のパーキンソン病に関係する団体との連携や交流
※会員どうしの交流だけでなく、パーキンソン病の社会的な認識を高めたり、専門医の養成などを要望したり、医学研究に協力したりする活動にも力を入れている。このほか都道府県にある支部ごとに独自の取り組みをしている

連絡先 一般社団法人 全国パーキンソン病友の会
住所 〒165-0025 東京都中野区沼袋4丁目31-12
矢野エメラルドマンション 306 号
電話 03-6257-3994　FAX 03-6257-3995
E-mail　jpda@jpda-net.org
ホームページ http://jpda.jp/

（2024年8月現在）

健康ライブラリー イラスト版

パーキンソン病《びょう》のことがよくわかる本《ほん》

2015年 2月10日 第1刷発行
2024年 9月5日 第12刷発行

監 修　柏原健一（かしはら・けんいち）
発行者　森田浩章
発行所　株式会社講談社
東京都文京区音羽二丁目12-21
郵便番号 112-8001
電話番号 編集 03-5395-3560
販売 03-5395-4415
業務 03-5395-3615
印刷所　TOPPAN株式会社
製本所　株式会社若林製本工場
N.D.C. 493 98p 21cm

KODANSHA

定価はカバーに表示してあります。

ISBN978-4-06-259789-0

■監修者プロフィール

柏原 健一（かしはら・けんいち）

岡山大医学部卒、同大大学院修了。高知県立中央病院神経内科医員、国立療養所山陽荘病院（現国立病院機構山口宇部医療センター）神経科医長、岡山大付属病院神経内科講師、岡山旭東病院神経内科部長などを経て、2019年6月より岡山脳神経内科クリニック院長。年間延べ1万人の診察をおこなう臨床のスペシャリスト。日本パーキンソン病・運動障害疾患学会（MDSJ）会員。共著に『みんなで学ぶパーキンソン病─患者さんとともに歩む診療をめざして』（南江堂）などがある。

■参考資料

柏原健一／武田篤／前田哲也／波田野琢 著『みんなで学ぶパーキンソン病─患者さんとともに歩む診療をめざして』（南江堂）

日本神経学会監修『パーキンソン病治療ガイドライン 2018』（医学書院）

村田美穂編著『やさしいパーキンソン病の自己管理 改訂版』（医薬ジャーナル社）

柳澤信夫総監修『パーキンソン病との上手なつき合い方』（日本ベーリンガーインゲルハイム株式会社）

水野美邦著『パーキンソン病とともに楽しく生きる』（中外医学社）

服部信孝監修『ウルトラ図解　パーキンソン病』（法研）

●編集協力　オフィス201　成島香里　柳井亜紀
●カバーデザイン　松本 桂
●カバーイラスト　長谷川貴子
●本文デザイン　勝木雄二
●本文イラスト　秋田綾子　千田和幸

講談社　健康ライブラリー　イラスト版

レビー小体型認知症がよくわかる本

横浜市立大学名誉教授
小阪憲司　監修

アルツハイマー型に続く第二の認知症。そこにはいない人やものが見える幻視に要注意。病気の見極め方から治療法、介護のコツまで徹底解説。

ISBN978-4-06-259779-1

高血圧を自分で下げる5つの習慣

自治医科大学内科学講座循環器内科学部門主任教授
苅尾七臣　監修

昼間の健康診断ではわからない夜間高血圧と早朝高血圧。たった5つの習慣で24時間パーフェクトにコントロール！

ISBN978-4-06-259785-2

不整脈・心房細動がわかる本
脈の乱れが気になる人へ

東京慈恵会医科大学循環器内科教授
山根禎一　監修

不整脈には、治療の必要がないものと、放っておくと脳梗塞や心不全になるものがある。不整脈の治し方とつき合い方を徹底解説。

ISBN978-4-06-512942-5

嚥下障害のことがよくわかる本
食べる力を取り戻す

浜松市リハビリテーション病院　病院長
藤島一郎　監修

家庭でもできる訓練法、口腔ケア、安全な食べ方・調理法など、誤嚥を防ぎ、食べる力を取り戻すリハビリ術を徹底解説。

ISBN978-4-06-259786-9

まだ間に合う！　今すぐ始める認知症予防
軽度認知障害（MCI）でくい止める本

東京医科歯科大学特任教授／メモリークリニックお茶の水院長
朝田　隆　監修

脳を刺激する最強の予防法「筋トレ」＆「デュアルタスク」記憶力、注意力に不安を感じたら今すぐ対策開始！

ISBN978-4-06-259788-3

脳卒中の再発を防ぐ本

杏林大学医学部教授・脳卒中センター長
平野照之　監修

発症後1年間は、とくに再発の危険が高い。〝2度目〟を起こさないための治療や生活を徹底解説。

ISBN978-4-06-516835-6

講談社　こころライブラリー　イラスト版

うつ病の人の気持ちがわかる本

大野裕、NPO法人コンボ　監修

病気の解説本ではなく、本人や家族の心を集めた本。言葉にできない苦しさや悩みをわかってほしい。

ISBN978-4-06-278966-0

認知症の人のつらい気持ちがわかる本

川崎幸クリニック院長
杉山孝博　監修

「不安」「恐怖」「悲しみ」「焦り」の感情回路。症状が進むにつれて認知症の人の「思い」はどう変化していくのか？

ISBN978-4-06-278968-4